Clinical Ultrasound
A Pocket Manual

临床超声口袋手册

原　著　Angela Creditt

Jordan Tozer

Michael Vitto

Michael Joyce

Lindsay Taylor

主　译　卞金俊　　王嘉锋　　赵佳琦

副主译　李永华　　刁宗平

主　审　邓小明

U0197387

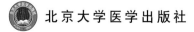

北京大学医学出版社

LINCHUANG CHAOSHENG KOUDAI SHOUCE

图书在版编目（CIP）数据

临床超声口袋手册 / (美) 安吉拉·克雷蒂特（Angela Creditt）原著；卞金俊，王嘉锋，赵佳琦主译. —北京：北京大学医学出版社，2020.9

书名原文：Clinical Ultrasound: A Pocket Manual

ISBN 978-7-5659-2231-2

Ⅰ. ①临…　Ⅱ. ①安…②卞…③王…④赵…　Ⅲ. ①超声波诊断－手册　Ⅳ. ①R445.1-62

中国版本图书馆CIP数据核字（2020）第126530号

北京市版权局著作权合同登记号：图字：01-2020-2050
First published in English under the title
Clinical Ultrasound: A Pocket Manual
by Angela Creditt, Jordan Tozer, Michael Vitto, Michael Joyce and Lindsay Taylor.
Copyright © Springer International Publishing AG, 2018
This edition has been translated and published under licence from Springer Nature Switzerland AG.

Simplified Chinese translation Copyright © 2020 by Peking University Medical Press. All Rights Reserved.

临床超声口袋手册

主　　译：卞金俊　王嘉锋　赵佳琦
出版发行：北京大学医学出版社
地　　址：（100083）北京市海淀区学院路38号
　　　　　北京大学医学部院内
电　　话：发行部 010-82802230；图书邮购 010-82802495
网　　址：http://www.pumpress.com.cn
E-mail：booksale@bjmu.edu.cn
印　　刷：北京信彩瑞禾印刷厂
经　　销：新华书店
责任编辑：王智敏　责任校对：靳新强　责任印制：李　啸
开　　本：889 mm×1194 mm　1/32　印张：10.375　字数：266千字
版　　次：2020年9月第1版　2020年9月第1次印刷
书　　号：ISBN 978-7-5659-2231-2
定　　价：95.00元
版权所有，违者必究
（凡属质量问题请与本社发行部联系退换）

译者名单

主　审

邓小明

主　译

卞金俊　王嘉锋　赵佳琦

副主译

李永华　刁宗平

译　者

赵珍珍　蔡珠虹　陈　蕊
郭芳琪　郭　玉　金　琪
孟　岩　解　健　羊黎晔
杨　钰

译者前言

超声可视化技术在先进医疗环境中的地位越来越高，除了作为超声诊断科辅助检查的必要手段以外，超声在麻醉科、重症医学科、急诊科和很多其他临床科室中的床旁诊断中也都得到了广泛的应用。在战争和自然灾害现场急救条件下，超声也因其便携性和准确性而发挥着重要的快速评估与诊断作用。我们在海军和平方舟医院船"和谐使命–2018"海外医疗服务任务中也充分发挥了便携式超声的价值——在直升机、快艇前出诊疗任务中用便携式超声作为唯一的影像学检查设备完成诊断一百余例，同时完成超声引导深静脉穿刺和神经阻滞麻醉数例；在南美洲厄瓜多尔的医学论坛中开展了便携式超声Workshop，在当地医生中产生了强烈反响。

遗憾的是，目前适用于非超声专业人员的培训教材和资料仍十分匮乏。本书较为系统地介绍了床旁超声检查的操作要点，以及各系统基本的正常解剖与病理图像，同时还配备有丰富的图片和视频资料，十分适合医学生和超声初学者作为口袋参考书随时进行翻阅和学习。为此，我们邀请了超声医学专家和麻醉科中应用超声较为熟练的医生进行本书的翻译。但是由于我们的水平有限，难免会出现翻译不准确或错误的地方，敬请广大读者给予批评和指正。

卞金俊　　王嘉锋　　赵佳琦

原著前言

床旁超声（point-of-care ultrasound）正在迅速成为未来改善临床实践和患者安全的重要手段。近年来，由于其改进治疗和加快诊断的能力，床旁超声的使用已变得越来越重要，并且现在已成为几乎所有医学领域的常规检查技术。这主要是由于其实时、便携，以及非电离成像特点，而没有传统成像技术的风险（如辐射暴露）。此外，由于其成本较低且易于开展，床旁超声正迅速地被应用于任何医疗服务地点的床旁检查。医务人员可携带便携式超声机器去发展中国家，军队医院可在前线使用超声，急诊医疗系统甚至在救护车和直升机上放置超声机器。而且，医学院校正在将超声教育纳入到核心课程中，因为他们已意识到超声对医学生未来职业生涯的积极影响。

随着超声的日趋盛行，很显然我们十分需要可靠且易于学习的综合资源。在弗吉尼亚联邦大学培训住院医师时，我们发现没有可用的教学资源来提供简要循序渐进的超声说明以及正常和异常的图像资料。学习者经常不得不离开超声仪去利用计算机或书籍查找他们感兴趣的图像。因此，我们产生了编写一本口袋手册的想法，该手册可以轻松携带，并为学习者们提供工作时的快速参考。

无论是对急诊医疗技术人员还是对资深医师，我们都希望本手册能够缓解一些学习超声的恐惧。利用简单的要点说明和大量的床旁超声图像，这本书将帮助您完成任何床旁超声检查！

Angela Bray Creditt   美国弗吉尼亚州里士满市

Jordan Tozer   美国弗吉尼亚州里士满市

Michael Vitto   美国弗吉尼亚州里士满市

Michael Joyce   美国弗吉尼亚州里士满市

Lindsay Taylor   美国弗吉尼亚州里士满市

原著致谢

感谢弗吉尼亚联邦大学急诊医学大家庭的一贯支持和鼓励。感谢那些为本书做出贡献的人，包括L. Das Narla博士、Rashida Woods博士、Tim Layng博士、Rohit Manaktala博士、Trecia Henriques博士、Evie Louka和Morgan Williams。最后，非常感谢弗吉尼亚联邦大学的超声培训部主任Dave Evans医生对我们的医学生、住院医师、教职员工和其他医学专业人士在超声方面的培训。

原著名单

Drew Clare, M.D. Department of Emergency Medicine, Virginia Commonwealth University Medical Center, Richmond, VA, USA

Angela Bray Creditt, D.O. Department of Emergency Medicine, Virginia Commonwealth University Medical Center, Richmond, VA, USA

Michael Joyce, M.D., R.D.M.S., R.D.C.S. Department of Emergency Medicine, Virginia Commonwealth University Medical Center, Richmond, VA, USA

Lindsay Taylor, M.D., R.D.M.S., R.D.C.S. Department of Emergency Medicine, Virginia Commonwealth University Medical Center, Richmond, VA, USA

Jordan Tozer, M.D., M.S., R.D.M.S., R.D.C.S. Department of Emergency Medicine, Virginia Commonwealth University Medical Center, Richmond, VA, USA

Michael Vitto, D.O., M.S., R.D.M.S., R.D.C.S. Department of Emergency Medicine, Virginia Commonwealth University Medical Center, Richmond, VA, USA

目　录

第1章 简介：基本超声原理

超声学习是十分艰难且令人困惑的，尤其是对于那些首次接触超声设备及影像的人群。本章将描述床旁超声物理和操作的基本知识，包括图像优化、探头类型、临床应用和体位，以及不同的扫描模式如亮度模式、运动模式及多普勒等超声相关的术语。最后，本章还将介绍常规超声伪像、它们的特点以及如何识别。

1.1 基本术语

1. 亮度模式（B型超声）

- 所有临床影像的标准超声模式
- 将超声波转换成灰阶图像[1]
- 图1.1——B型超声影像
- 视频1.1——B型超声影像

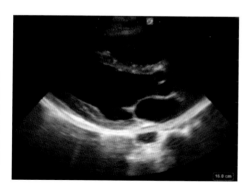

图1.1 B型超声影像：亮度模式影像或B型超声下的心脏影像。亮度模式或B型超声模式是所有临床影像的标准模式

本章在线补充电子资源（视频）：
https://doi.org/10.1007/978-3-319-68634-9_1

1

2. 运动模式（M型超声）

- 评估体内结构的运动[2]
- 记录一段时间内结构的运动
  - 将垂直取样线置于目标结构
  - 机器随后将在此垂直线上采集到的超声波回声转换为图像纵轴，并以时间为横轴水平展开[2]
  - 图1.2——M型超声影像

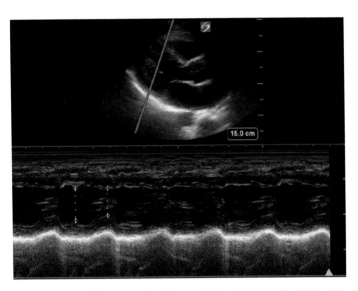

图1.2 M型超声影像：心脏运动模式影像。运动模式或M模式心脏影像评估体内心脏结构的运动。该影像显示了利用M模式评估左心室随时间的运动

3. 频率

- 单位时间内的声波数量。
- 对于临床影像，经典频率范围为2兆赫（MHz）到15MHz[1]。
- 高频探头具有较低的组织穿透能力但能提供更好的图

像分辨率。

- 低频探头具有较强的组织穿透能力但会牺牲一定的图像分辨率。

4. 增益

- 控制返回超声波的放大倍数[2]。
- 在超声图像上表现为亮度[2]。
- 增益可以通过设备进行手动调节，以获得最佳清晰度。
  - 如果增益太高，图像将很明亮。

    图1.3——高增益
  - 如果增益过低，图像将变得灰暗。

    图1.4——低增益

图1.3 高增益：此图像显示了高增益情况下心脏胸骨旁长轴切面。增益与图像的亮度相关。当增益过高时，影像会显得太亮而丢失细节

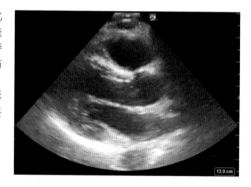

图1.4 低增益：此图像显示了低增益情况下的心脏视图。增益与图像亮度相关。当增益过低时图像因过于灰暗而丢失细节

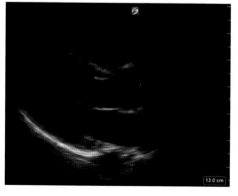

5. 深度

- 指超声波折返前所传输的距离，通常以厘米计。
  - 如果深度增加，超声设备需要更长的时间周期来接收回声以采集并创建图像所需的数据[2]。
  - 如果深度减少，超声设备接收回声的时间则缩短。
- 可由操作者手动调节。
- 深度应根据目标结构进行优化以保证影像处于屏幕正中。
  - 图1.5——深度过高
  - 图1.6——深度过浅
  - 图1.7——理想深度

图1.5 深度过高：此图像展示了深度设置过高时的心脏影像，目标部位结构应处于屏幕正中

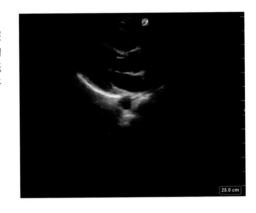

图1.6 深度过浅：此图像展示了深度设置过浅时的心脏图像，目标部位结构应处于屏幕正中

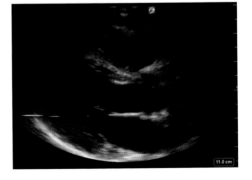

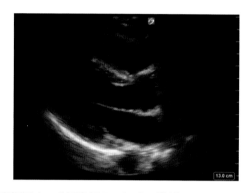

图1.7　理想深度：此图像显示了深度和增益设置理想情况下的心脏图像，此时目标部位的整体结构以及细节部分得到良好展示

6. 多普勒

- 测量频移
  - 多普勒频移的定义为当声波从运动物体上反射时频率的改变[2]。
- 计算血流速度
  - 速度增加将带来多普勒频移的增加。
- 彩色多普勒
  - 根据运动方向与探头方向的关系用色彩来编码速度频移。

    远离探头的方向显示为蓝色。

    朝向探头的方向显示为红色。

    可以被简记为"BART"——蓝色（Blue）远离（Away），红色（Red）靠近（Toward）。

- 图1.8——彩色多普勒
- 视频1.2——彩色多普勒
- 能量多普勒
  - 用色彩显示探测到的任何运动。
    并不表示速度或方向。
  - 相对于彩色多普勒，对低速流体成像更为灵敏[2]。
  - 对于低速流体如睾丸、卵巢等具有较好效果。
    图1.9——能量多普勒
    视频1.3——能量多普勒

图1.8 彩色多普勒：彩色多普勒测量频移速度，并根据被测目标与探头的流向以彩色显示。远离探头的流向显示为蓝色，朝向探头的流向显示为红色。注意它与动静脉并无关联。该图像为利用彩色多普勒评估睾丸的血流

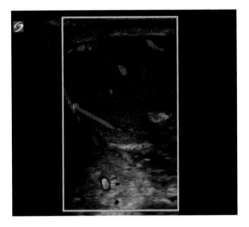

图1.9 能量多普勒：能量多普勒显示是否存在运动。能量多普勒并不明确流速或流向。该图像为利用能量多普勒评估睾丸内血流

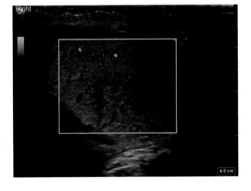

7. 探头

- 含有能够将电信号转换为声波特殊能力的压电晶体。
  - 声波送入组织后反射回探头。
  - 反射声波由同一压电晶体转换为电信号。
- 计算机软件将这些信号处理为超声图像。

8. ALARA（as low as reasonably achievable）

- "以尽可能低的声输出获得所需要的信息"[1-2]。
- 超声的应用原则为在每位患者身上使用最小剂量的超声。

1.2 探头选择

- 凸阵探头
  - 具有大视野范围的低频探头。
  - 更好的组织穿透性，适合更深组织的成像。
  - 腹部超声的理想选择。
  - 典型频率范围为2 ~ 5 MHz[3]。
  - 图1.10——凸阵探头
- 相控阵探头
  - 小面积平面探头。

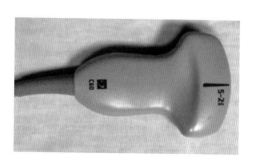

图1.10　凸阵探头：
凸阵探头频率低，
视野范围大

- 通过控制电子束来产生饼状视野范围。
- 能够通过较小区域进行成像，如肋间。
- 最常用于心脏成像。
- 典型频率范围为2 ~ 7 MHz[4]。

  图1.11——相控阵探头

- 线阵探头
  - 生成矩形图像。
  - 高频率使其对于包括软组织、肌肉、神经、动脉及静脉等浅表组织成像较为理想。
  - 经常用于操作引导。
  - 典型频率范围为5 ~ 10 MHz[2]。

    图1.12——线性探头

- 腔内探头
  - 产生高达180°的广域视野图像[2]。
  - 特制的高频凸阵探头，常用于产科、妇科及耳鼻喉科。
  - 典型频率范围为8 ~ 13 MHz[2]。

    图1.13——腔内探头

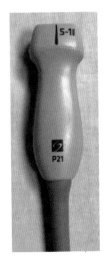

图1.11　相控阵探头: 相控阵探头面积小而平, 可展示饼状视野

图1.12 线性探头：线性探头通过高频声波生成矩形图像

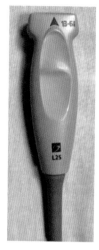

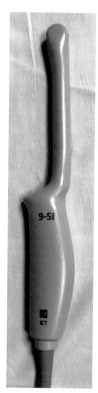

图1.13 腔内探头：腔内探头通过高频声波显示广域视图

1.3 探头位置

- 每个探头都有一个"标记"（"marker"）或方向指示器。
  - 探头上的标记对应于图像屏幕上的指示点，常用蓝点表示。
  - 可有助于超声医师识别图像方向并理解屏幕上看到的影像。

    图1.14——标记点的相互关系
- 标准超声成像平面包括横切面、矢状面及冠状面。
  - 横切面

    也称为横截面或轴向。

    探头标记指向患者右侧。

    图1.15——横切面平面

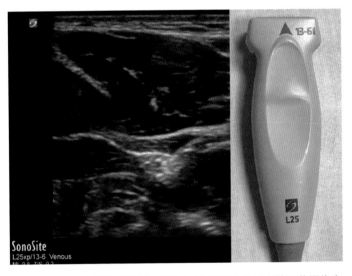

图1.14 标记点的相互关系：探头左侧凸起部分对应着屏幕图像左侧的蓝色方框（有些机器上为蓝点）

图1.15 横切面平面：探头放置在采集横切面影像的位置。探头标记朝向患者右侧

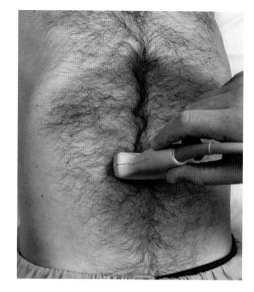

图1.16 矢状面平面：探头放置在采集矢状面平面影像的位置。探头标记朝向患者头部，位于患者中线位置

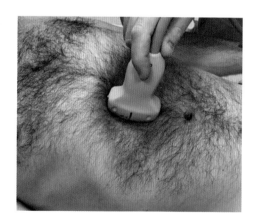

- 矢状面

    当探头位于患者身体前面或后面位置时，探头标记应指向患者头部。

    图1.16——矢状面平面

图1.17 冠状面平面：探头置于采集冠状平面的位置。探头标志朝向患者头部，置于患者身体侧面

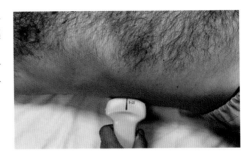

- 冠状面

  当探头位于患者身体侧面时，探头应指向患者头部。

  图1.17——冠状面平面

- 心脏成像

  - 对于心脏超声，传统探头位置并不适用。

  - 对于此类技术，标记位置根据在心脏成像过程中需要采集何种图像而不同。

  - 参考第3章"心脏超声"获取详细信息。

1.4 超声伪像

- 伪像是由于超声成像中设备对于返回声波的错误判读导致的。

- 理解伪像对于识别正常或病理图像而言很有必要。

- 最常见的伪像是因为声波的吸收或反射导致，体现为图像屏幕上错误显示实际并不存在的结构的信号。

- 伪像的种类

  - 后方声影

    发生在声波无法穿过或几乎不可透过的组织如骨头或钙化结构时。

    图1.18——骨性声影

图 1.18　骨性声影：肋骨显示出后方声影。超声波无法穿透骨头及钙化部位从而导致后方声影

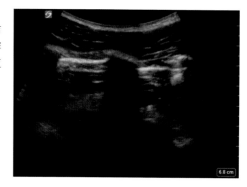

图1.19　胆结石声影：后方声影有助于识别胆囊内胆结石并与其他结构如囊肿相区分

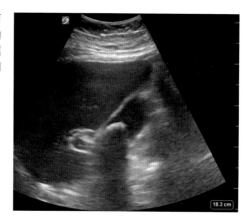

视频1.4——骨性声影

图1.19——胆结石声影

视频1.5——胆结石声影

– 后方声影增强（PAE）

发生在声波穿过充满流体的结构时，因没有显著衰减而导致声学能量的增强[1]。

由此导致流体填充区域后部结构看起来更加明亮或回声更强。

常见案例包括单纯囊肿、胆囊、膀胱或大血管。

图1.20——带有PAE的胆囊

视频1.6——带有PAE的胆囊

- 混响伪像

发生在声波于两个反射性良好的结构间弹射时[1]导致声波多次反射，构成图像屏幕上的亮线。

图1.21——带有混响伪像的肺

视频1.7——带有混响伪像的肺

- 镜像伪像

当声波遇到高反射性结构时，如膈肌，设备将图像显示为声波回传两次。

图1.22——带有镜像伪像的肝

视频1.8——带有镜像伪像的肝

- 边缘伪像

由超声波束遇到高反射性圆形结构发生折射，波束被从相应结构上转向并无法反射回探头导致。

容易与后方声影混淆。

图1.23——带有边缘伪像的胆囊

视频1.9——带有边缘伪像的胆囊

图1.20 带有PAE的胆囊：当声波穿过充满液体的结构，比如图中的胆囊，声学能量的增强导致PAE现象，即此结构后方显示得更为明亮

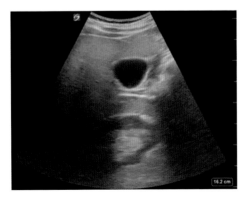

图 1.21 带有混响伪像的肺：当声波在两个高反射性结构间反射时，它将发生多次反射从而在图像屏幕上形成一条亮线，称为混响伪像，如此处看到的肺部胸膜线

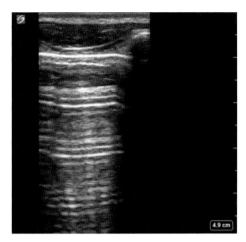

图1.22 带有镜像伪像的肝：当超声波遇到高反射性组织时，如膈肌，设备将其识别为两次信号。这里显示为两个肝，分别位于膈膜上下

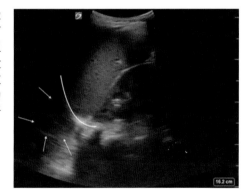

图1.23 带有边缘伪像的胆囊：边缘伪像发生在当声波遇到高反射圆形结构如胆囊壁时，超声波束从结构表面转向从而形成类似于后方声影的图像

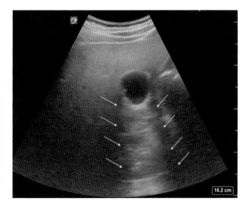

> **要点**
> - 将环境光线调暗有助于改善屏幕图像质量。
> - 增大探头与患者身体接触压力或增加耦合剂用量可增强显示效果。

（陈蕊 译　赵佳琦 校）

参考文献

1. Hecht C, Manson W. Chapter 3: physics and image artifacts. In: Ma OJ, Mateer JR, Reardon RF, Joing SA, editors. Emergency ultrasound. 3rd ed. China: McGraw-Hill Education; 2014. p. 33–46.

2. Scruggs W, Fox JC. Chapter 2: equipment. In: Ma OJ, Mateer JR, Reardon RF, Joing SA, editors. Emergency ultrasound. 3rd ed. China: McGraw-Hill Education; 2014. p. 15–32.

3. Saul T, Del Rios Rivera M, Lewiss R. Focus on: ultrasound image quality. ACEP News website. 2011. https://www.acep.org/Content.aspx?id=79787. Accessed 17 April 2017.

4. Rasalingham R, Makan M, Perez JE. The Washington manual of echocardiography. Saint Louis, MO: Department of Medicine,Washington University School of Medicine, Lippincott Williams & Wilkins; 2013.

第2章 扩展的创伤超声重点评估法

超声技术革命性地让我们能够快速与无创地评估顿挫伤或贯通伤产生的致命性损伤是否需要进行手术干预。扩展的创伤超声重点评估法（Extended Focused Assessment with Sonography for Trauma，EFAST）能让医生检查腹部出血、心包积液或心脏压塞、气胸或血胸。对于不稳定创伤患者，EFAST检查能帮助我们采取正确的处置措施，如决定立即手术还是进一步行CT等检查。本章内容将介绍EFAST的适应证、基本解剖结构、图像采集、正常超声解剖和EFAST病变图像的解读。

2.1 临床应用与适应证

- 顿挫伤
- 贯通伤
- 不明原因的低血压或意识状态改变

2.2 正常EFAST解剖

- 基础的EFAST检查可评估腹腔游离液体、心包积液、气胸或血胸。
- 右上象限
  - 可见肝和肾，以及二者之间的潜在腔隙，即肝肾隐窝。

本章在线补充电子资源（视频）：
https://doi.org/10.1007/978−3−319−68634−9_2

- 肝上缘是表现为高回声弧形带的膈肌。
- 右下肺底位于膈肌上方。

- 左上象限
  - 可见脾和左肾，以及二者之间的潜在腔隙，即脾肾隐窝。
  - 脾上缘可见高回声弧形带的膈肌。
  - 左下肺底位于膈肌上方。

- 盆腔
  - 可见膀胱，表现为低回声液性暗区，由强回声的清晰边界包绕。
  - 膀胱左右两侧为结肠旁沟。
  - 膀胱后方可见子宫或前列腺。

- 剑突下
  - 可见心脏、心包膜和心脏与心包膜之间的潜在腔隙。
  - 可于心脏前方看见肝。
  - 肝后方为右心室和右心房。
  - 最后方的结构为左心室和左心房。
  - 更多的心脏解剖参见心脏超声章节。

- 肺尖
  - 肺位于由肋骨和肌肉胸壁围成的胸腔内。
  - 两侧肺均被脏胸膜和壁胸膜覆盖，二者间具有潜在腔隙。
    胸膜线超声下显示为肋骨之间的高回声带。
  - 更多的肺部解剖参见胸部超声章节。

- 下腔静脉（inferior vena cava，IVC）
  - 下腔静脉是人体内最粗大的静脉。
  - 下腔静脉的作用在于将胸腔以下部位的去氧合血引流回心脏。

- 下腔静脉位于肝后方并汇入右心房。
- 正常吸气时下腔静脉塌陷而呼气时扩张。
- 腹腔游离液体或血液可于腹腔某些重力依赖性区域内积聚。
  - 右上象限肝肾之间的肝肾隐窝。
    该腔隙又被称为Morrison陷凹。
  - 左上象限脾和肾之间的脾肾隐窝。
  - 膈肌和脾之间的左侧膈下间隙。
  - 盆腔的结肠旁沟。
  - 直肠膀胱陷凹
    大部分男性平卧位时的重力依赖性区域。
  - 直肠子宫陷凹
    也被称为Douglas陷凹，大部分女性平卧位时的重力依赖性区域。
- 心脏周围的心包内可有液体积聚。
- 胸腔内也可有液体积聚。

2.3　图像的采集

1. 探头的选择

（1）凸阵探头
（2）相控阵探头

2. 患者体位

（1）平卧位。
（2）也可取头低足高位（Trendelenburg体位）或头高足低位（反Trendelenburg体位）来增加液体的重力依赖性积聚。

3. 标准检查切面

（1）右上象限
- 将探头置于患者右侧侧腰部腋中线和腋前线之间，探头标记朝向患者头侧。
  - 肝肾隐窝通常在第8～11肋之间显影最理想。
  - 图2.1——右上象限的探头位置
  - 图2.2——EFAST的正常右上象限切面

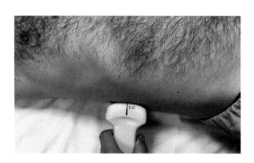

图2.1　右上象限的探头位置：将探头置于患者右侧侧腰部腋中线和腋前线之间，探头标记朝向患者头侧

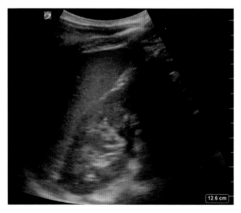

图2.2　EFAST正常右上象限切面：正常右上象限EFAST显示无游离液体，图像应包括肝尖端、肝与右肾之间的区域和肝上方的膈肌

- 视频2.1——EFAST的正常右上象限切面
- 沿肝肾间隙扫描时需显示肝左侧的尖端部位，此处为仰卧位患者最先出现积液或积血的部位[1]。
  - 图2.3——肝尖端
  - 视频2.2——EFAST肝尖端
- 检查该区域时还应扫描膈肌上方以探查右下血胸。
  - 图2.4——EFAST右上象限切面的血胸图像

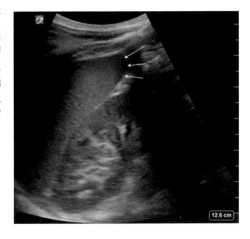

图2.3　EFAST肝尖端：右上象限可显示右肾上方的肝尖端。腹腔积血首先积聚于肝尖端旁，因此显示右上象限这一区域非常重要

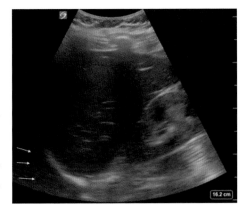

图2.4　EFAST右上象限切面的血胸图像：右上象限的评估还应包括可于肝和高回声膈肌上方观察到的右半胸

21

（2）左上象限

- 将探头置于患者左侧侧腰部腋中线和腋后线之间第10肋间附近，探头标记朝向患者头侧。
  - 图2.5——左上象限的探头位置
  - 图2.6——左上象限标准切面
  - 视频2.3——左上象限标准切面
- 脾和膈肌间有潜在间隙，因此需要探查脾上方。
  - 图2.7——脾上方左上象限切面

图2.5 左上象限的探头位置：将探头置于患者左侧侧腰部腋中线和腋后线之间第10肋间附近，探头标记朝向患者头侧

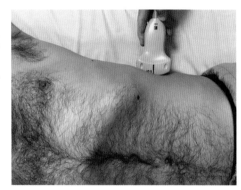

图2.6 左上象限标准切面：EFAST左上象限切面显示无游离液体，图像包含脾、脾肾之间的区域以及脾上方膈肌

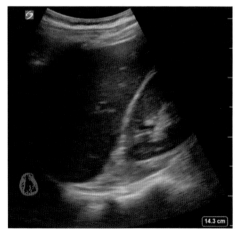

图2.7 EFAST左上象限脾上方的图像：左上象限游离液体通常最先积聚于脾上方，因此探查该区域非常重要

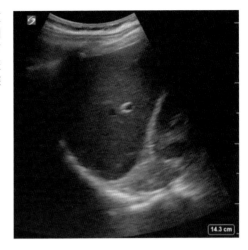

图2.8 EFAST左上象限切面的左半胸图像：左上象限的评估还应包括可于脾和高回声膈肌上方观察到的左半胸

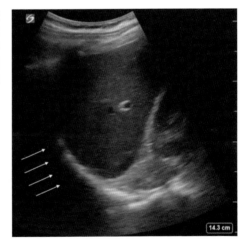

- 包含膈上位置左半胸区域的探查。
  - 图2.8——左半胸
（3）盆腔
- 将探头置于患者耻骨上方并斜向下方，横切面时探头标记朝向患者右侧。

– 图2.9——盆腔横切面的探头位置。
- 自上而下探查结肠旁沟和膀胱后方区域。
  – 图2.10——结肠旁沟横切面
  – 视频2.4——结肠旁沟横切面
- 将探头顺时针方向旋转90°观察盆腔矢状面，探头标记朝向患者头侧。
  – 图2.11——膀胱矢状切面的探头位置
  – 图2.12——盆腔的矢状切面

图2.9 盆腔横切面的探头位置：将探头置于患者耻骨上方并斜向下方，横切面时探头标记朝向患者右侧

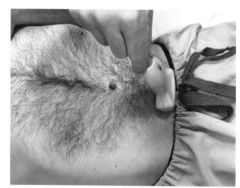

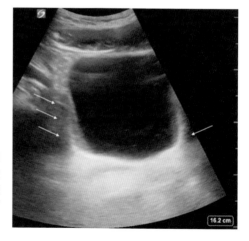

图2.10 结肠旁沟横切面：正常盆腔与膀胱的EFAST横切面。注意膀胱两侧的结肠旁沟

– 视频2.5——盆腔的矢状切面

- 从右至左扇形扫描。

图2.11　膀胱矢状切面的探头位置：从横切面将探头顺时针方向旋转90°观察盆腔矢状切面，探头标记朝向患者头侧

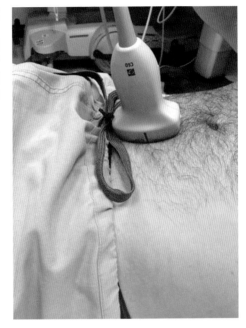

图2.12　膀胱矢状切面：EFAST示正常盆腔和膀胱的矢状切面

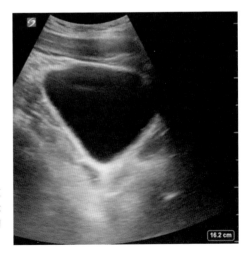

（4）剑突下

- 将探头置于剑突下方，探头标记朝向患者右侧。
    - 应该以超声机器上的腹腔模式来完成EFAST检查，但是注意在心脏模式下观察心脏时，应该将探头标记朝向患者左侧。
- 将操作者的手置于探头顶部，使用中等力度向患者腹部按压探头，朝左上左肩方向倾斜探头。
    - 图2.13——EFAST剑突下切面的探头位置
- 调节深度以充分显示整个心脏。
- 图2.14——EFAST剑突下切面
- 视频2.6——EFAST剑突下切面

（5）双侧肺尖

- 可使用凸阵探头、线阵探头或相控阵探头。
- 将探头置于前胸壁，取矢状位方向，探头标记位于第2肋间指向患者头侧。
    - 图2.15——肺检查的探头位置
    - 图2.16——EFAST肺切面
    - 视频2.7——肺滑动征

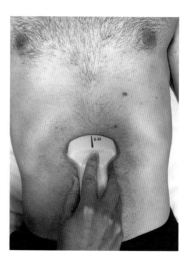

图2.13 EFAST剑突下切面的探头位置：将探头置于剑突下方，探头标记朝向患者右侧。将操作者的手置于探头顶部，使用中等力度向患者腹部按压探头，朝左上左肩方向倾斜探头

图2.14 EFAST剑突下切面：正常EFAST剑突下切面的心脏图像，肝作为透声窗来显示心脏结构和心包，离肝最近的结构为右心室

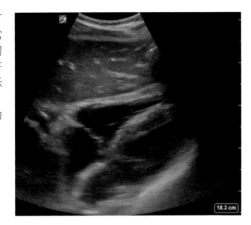

图2.15 肺检查的探头位置：将探头置于前胸壁，取矢状位方向，探头位于第2肋间，标记指向患者头侧

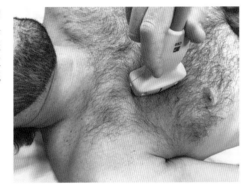

图2.16 EFAST肺切面：肺的正常EFAST图像可显示肺滑动征。观察两根无回声肋骨及其后方的声影，以及肋骨间的高回声胸膜线

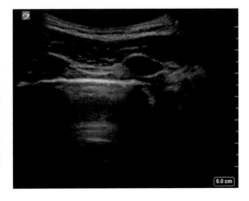

- 需评估肺滑动征，即脏胸膜与壁胸膜间的相对滑动。
- 肺滑动征是指两层薄的高回声线的来回水平运动。
- 降低增益有助于胸膜显影。
- 如需确认结构或无法观察肺滑动征可使用M型超声。
  - 将M型超声取样线置于两根肋骨间使其能够垂直穿过胸膜。
  - 肺滑动征正常时可观察到沙滩征。
    水平线代表静态的胸壁[2]。
    颗粒状声影代表胸膜线下的肺部运动[2]。
    图2.17——M型超声取样线位置
    图2.18——M型超声正常肺滑动征

（6）下腔静脉（IVC）
- 将探头置于剑突下中线略偏右的位置，标记朝向患者头侧。
- 图2.19——IVC检查的探头位置

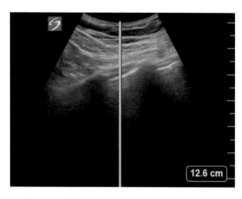

图2.17　M型超声取样线位置：M型超声取样线应置于两肋骨声影间并跨越高回声胸膜线

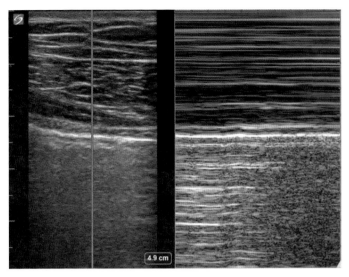

图2.18 M型超声正常肺滑动征：正常肺的M型超声呈现为上半部分的静态胸壁和下半部分与正常呼吸运动同步的肺部运动，有时也被称为沙滩征

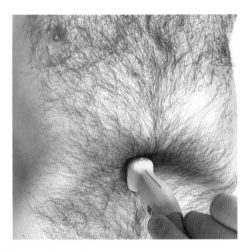

图2.19 IVC检查的探头位置：将探头置于剑突下中线略偏右的位置，探头标记朝向患者头侧

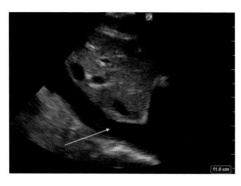

图2.20　下腔静脉切面：EFAST下腔静脉切面显示下腔静脉经过肝流向右心房

- 图2.20——下腔静脉切面
- 视频2.8——下腔静脉切面

2.4　EFAST病变图像

（1）腹腔积血
- 腹腔内血液的积聚。
- 血液可表现出无回声、低回声或强回声性状。
    - 肝肾之间
      图2.21——EFAST肝肾隐窝阳性图
      视频2.9——EFAST肝肾隐窝阳性图
    - 肝尖端部位
      图2.22——EFAST肝尖端阳性图
      视频2.10——EFAST肝尖端阳性图
    - 脾肾之间
      图2.23——EFAST左上象限阳性图
      视频2.11——EFAST左上象限阳性图

图2.21　EFAST 肝肾隐窝阳性图: 在肝和右肾之间肝肾隐窝内可见游离液体

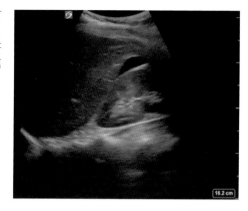

图2.22　EFAST 肝尖端阳性图: 肝尖端周围可见游离液体

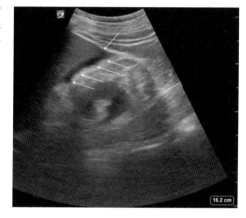

图2.23　EFAST 左上象限阳性图: 脾和左肾之间可见游离液体

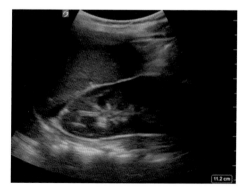

- 脾膈之间

  图2.24——EFAST左上象限脾上区域阳性图

  视频2.12——EFAST左上象限脾上区域阳性图

- 膀胱后方或两侧

  图2.25——EFAST膀胱横切面阳性图

  视频2.13——EFAST膀胱横切面阳性图

  图2.26——EFAST膀胱矢状面阳性图

  视频2.14——EFAST膀胱矢状面阳性图

- 根据液体量的不同可表现为大的囊状结构或小的无回声带。

图2.24 EFAST 左上象限脾上区域阳性图：脾上膈下部位可见游离液体。左上象限液体通常首先积聚于脾上方，因此显示此区域非常重要

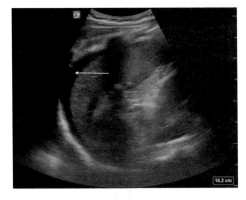

图2.25 EFAST 膀胱横切面阳性图：在横切面可见游离液体环绕膀胱，注意观察膀胱后方和双侧结肠旁沟的无回声液体

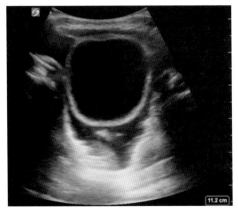

（2）血胸或胸腔积液

- 两层胸膜间血液或液体的异常积聚。
- 膈上脏胸膜和壁胸膜之间的胸腔内可见无回声或低回声液体。
  - 左上象限或右上象限检查时可观察到。
  - 平卧位时常位于后方，直立位时常位于下方膈肌与肺之间。
  - 图2.27——胸腔积液
  - 视频2.15——胸腔积液

图2.26 EFAST膀胱矢状面阳性图：矢状面膀胱周围的游离液体

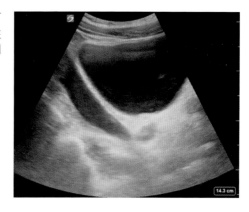

图2.27 膈上区域的胸腔积液：膈上区域可见少量胸腔积液（箭头所示）

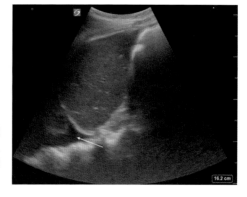

33

- 呼吸时肺于积液中摆动，可呈现为"帘状"或"旗帜"征。
  - 图2.28——大量胸腔积液的旗帜征
  - 视频2.16——大量胸腔积液的旗帜征

（3）气胸

- 由肺胸膜远离胸壁引起，并导致肺萎陷。
- 脏胸膜与壁胸膜分离时肺滑动征消失[2]。
  - 视频2.17——肺滑动征消失
- 如果肺滑动征消失，可上下移动探头来定位肺点征。
  - 肺点征是指正常肺滑动征转向无滑动部分的转折点。
  - 不一定所有患者都有肺点征，尤其是大量气胸患者[2]。
  - 肺点征对气胸诊断的特异度为100%[2]。
  - 视频2.18——肺点
- 使用M型超声来确认肺滑动征的消失。
  - M型超声可发现肺的运动消失，由于整个图像显示为多条水平线，有时被称为条码征[2]。
  - 图2.29——条码征

（4）心包积血或心包积液

- 心包脏层与心包壁层之间血液或液体积聚于心脏周围。

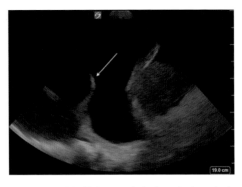

图2.28　大量胸腔积液的旗帜征：存在大量胸腔积液时，肺漂于液体中，就像旗帜在风中飘动

- 超声下显示为心脏下缘心脏和高回声心包之间的低回声带，可于肝旁探查。
  - 图2.30——心包积液
  - 视频2.19——心包积液

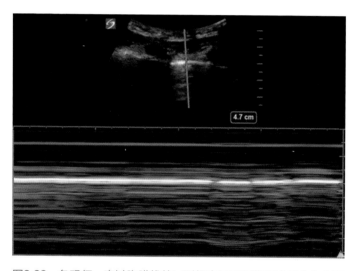

图2.29 条码征：穿过胸膜线的M型超声显示图像下半部分为水平线，可证实肺部无运动。由于其与销售条形码相似有时也被称为条码征

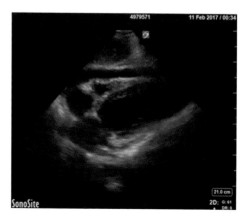

图2.30 心包积液：围绕右心的无回声液性暗区提示为心包积液

35

- 超声检查人员可通过液体性质来判断左侧胸腔积液和心包积液。
  - 心包积液位于左心室壁后方和降主动脉前方[3]。
  - 左侧胸腔积液位于左心室壁后方，但是不会出现在降主动脉前方[3]。
  - 图2.31——胸腔积液和心包积液的比较

（5）心脏压塞

- 指心包内液体产生过大的外来压力从而导致心腔充盈能力受损，进而发生低血压和休克。
  - 首先影响壁薄的右心房和右心室。
  - 右心房收缩期塌陷是心脏压塞最敏感的表现[3-4]。通常是超声心动图最早的表现。

    图2.32——心脏压塞时右心房收缩期塌陷

    视频2.20——心脏压塞时右心房收缩期塌陷
  - 右心室舒张期塌陷[4]是心脏压塞[3]的最特异性表现。

    图2.33——右心室塌陷

    视频2.21——右心室塌陷
- 还可见下腔静脉扩张，塌陷程度较轻。
  - 图2.34——下腔静脉充血
  - 视频2.22——下腔静脉充血

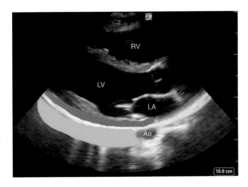

图2.31 胸腔积液与心包积液的比较：在胸骨旁长轴切面，心包积液位于左心室壁外和降主动脉前方，左侧胸腔积液位于左心室壁后方但不会出现在降主动脉前方

图2.32 心脏压塞时右心房收缩期塌陷。心脏压塞时，心包内的压力超过了右心房内压力，导致右心房收缩期塌陷

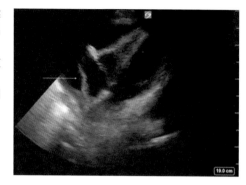

图2.33 右心室塌陷：心脏压塞时，心包内压力超过右心室内压力，导致其在舒张期发生塌陷

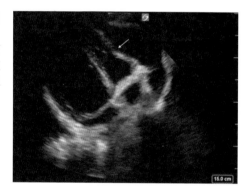

图2.34 下腔静脉充血：此处下腔静脉途经肝并流入右心房，此时下腔静脉非常粗大，提示下腔静脉充血

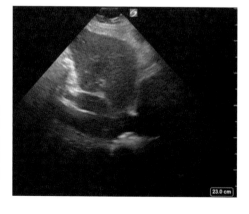

要点

- 使用超声,EFAST可发现少至100ml的液体[1, 5]。
- EFAST作为一个系列检查的手段,患者状态出现任何变化时可快速复查。
- 根据是否开始形成血凝块,腹腔积血可表现为无回声或强回声状态。
  - 如果创伤就诊延误,腹腔内积血可能会因为凝固而漏诊[6]。
- 肝肾隐窝是检查腹腔积血最敏感的部位。
  - 小儿患者中液体通常会先积聚于盆腔而不是右上象限。
- 当血液位于左上象限时,液体通常最先积聚于膈肌和脾,而不是脾肾隐窝[1]。
  - 然而,脾损伤患者的血液通常先积聚于右上象限,而不是先在左上象限发现腹腔积血。
- 将患者置于Trendelenberg或反Trendelenberg体位并等5min以待液体在重力作用下积聚,有利于增加EFAST检查的敏感性。
- 超声并不能判断腹腔内液体生成的病因。通过超声检查发现的液体不一定是血液,也不一定是创伤的结果。
- 超声检查者并不能利用EFAST检查观察腹膜后组织,因此难以评估腹膜后肾或主动脉等结构的出血。
- 使用横切面和矢状面来检查盆腔的腹内液体。
- 应仔细区分腹腔内的液体和脏器,如肠道。
- 检查心包积液时,心表面脂肪垫可能会与少量心包积液混淆。
  - 在胸骨旁长轴切面,心表面脂肪垫位于右心室前方。
  - 斑点状图像可用来区分血液或液体和脂肪垫[3]。
  - 常见于糖尿病、肥胖、老年和女性患者[3]。

- 如果剑突下切面不能充分显示心脏，可使用胸骨旁长轴切面（详见第3章）。
  - 也可尝试嘱患者深呼吸并屏气，从而迫使心脏结构下移以便探查。
- EFAST检查在病态肥胖和皮下气肿患者中的应用效果有限。
- 研究证实，EFAST诊断气胸的敏感性比胸部X线片更高[7]。

（解健　译　王嘉锋　校）

参考文献

1. Ma OJ, Mateer JR, Kirkpatrick AW. Chapter 5: Trauma. In: Ma OJ, Mateer JR, Reardon RF, Joing SA, editors. Emergency Ultrasound. 3rd ed. China: McGraw-Hill Education; 2014. p. 61–92.

2. Husain LF, Hagopian L, Wayman D, Baker WE, Carmody KA. Sonographic diagnosis of pneumothorax. J Emerg Trauma Shock. 2012;5(1):76–81. https://www.ncbi.nlm.nih.gov/pmc/articles/PMC3299161/. Accessed 26 April 2017.

3. Rasalingam R, Makan M, Perez JE. The Washington Manual of Echocardiography. Philadelphia: Wolters Kluwer Health/Lippincott Williams & Wilkins; 2013.

4. Mallin M & Dawson M. Introduction to bedside ultrasound: volume 2. United States of America: emergency ultrasound solutions; 2013. iBook. https://itun.es/us/ueELM.l.

5. Fleming S, Bird R, Ratnasingham K, Sarker SJ, Walsh M, Patel B. Accuray of FAST scan in blunt abdominal trauma in a major London trauma centre. Int J Surg. 2012;10(9):470–4. http://www.sciencedirect.com/science/article/pii/S1743919112001082. Accessed 20 April 2017

6. Lewiss RE, Saul T, Del Rios M. Focus on: EFAST—Extended Focused Assessment With Sonography for Trauma. January 2009. ACEP News Website. https://www.acep.org/Clinical--- Practice-

Management/Focus-On--EFAST---Extended-Focused-Assessment-With-Sonography-for-Trauma/. Accessed 20 April 2017

7. Abdulrahman Y, Musthafa S, Hakim SY, Nabir S, Qanbar A, Mahmood I, Siddiqui T, Hussein W, Ali HH, Afifi I, El-Menyar A, Al-Thani H. Utility of extended FAST in blunt chest trauma: is it the time to be used in the ATLS algorithm? World J Surg. 2015;39(1):172–8. https://link.springer.com/ article/10.1007%2Fs00268-014-2781-y Accessed 20 April 2017.

第3章 心脏超声

心脏超声，通常也称为超声心动图，是一片广阔而专业的领域。掌握该项复杂技术可能需要数年时间，但是通过对基础心脏功能和图像采集技术的简单培训和教学，初学者也可以较好和较准确地实施该技术。床旁超声心动图在诊断和指导治疗、转运以及疾病进一步处置等方面的优势使年轻和老年患者均可获益。本章将介绍采集超声心动图基础切面的基本技巧，这些技巧可应用于医学的各个领域中。主要内容将集中在心脏超声的适应证、正常解剖、图像采集、正常超声解剖和病变的解读。

3.1 临床应用与适应证

- 检查心脏的整体功能并粗略估测射血分数。
- 心搏骤停时指导心肺复苏。
- 不明原因低血压时心脏方面原因的评估。
- 疑似心肌梗死患者室壁运动异常的评估。
- 心包积液或心脏压塞的评估。
- 右心室劳损征象的评估。
- 下腔静脉的评估。

3.2 正常心脏解剖

- 心脏为纵隔内心包包绕的四腔室结构。
- 心房为液体填充的薄壁结构。

本章在线补充电子资源（视频）：
https://doi.org/10.1007/978-3-319-68634-9_3

- 最前方的腔室为右心室，其室壁比心房壁厚，但是比左心室薄。
- 左心室室壁最厚，位于右心室后方，由室间隔分开。
- 中央循环
  - 血液通过上下腔静脉进入心脏，直接汇入右心房。
  - 然后通过三尖瓣进入右心室。
  - 收缩期，血液自右心室射出，通过肺动脉瓣进入肺动脉。
  - 血液从肺循环通过四条肺静脉回流直接汇入左心房。
  - 血液通过二尖瓣进入左心室。
  - 收缩期，血液自左心室射出，通过主动脉瓣进入主动脉近端。
- 瓣膜
  - 二尖瓣分为两叶：前叶和后叶[1]。
  - 主动脉瓣分为三叶：左瓣、右瓣和无冠瓣[1]。
    先天性二叶瓣发生于1%～2%的人群[1]。
  - 三尖瓣分为三叶：前叶、后叶和隔叶[1]。
  - 肺动脉瓣分为三叶：前叶、左叶和右叶[1]。

3.3 图像的采集

- 探头的选择
  - 相控阵探头。
    确认选择超声机器的心脏模式。
- 患者体位和操作
  - 将患者置于平卧位。
  - 对于剑突下切面，需嘱患者屈膝来放松腹部肌肉以便显影。
  - 左侧卧位有助于使心脏贴近胸壁，可改善心脏声窗效果，尤其是对于心尖切面。

- 标准检查切面
  - 胸骨旁长轴切面
  - 胸骨旁短轴切面
  - 心尖四腔心切面
  - 心尖两腔心切面
  - 剑突下切面
  - 下腔静脉（IVC）切面

3.4 胸骨旁长轴切面

- 探头位置
  - 将探头放置于左前胸第2或第3肋间胸骨旁，探头标记指向患者右肩。
  - 上下滑动探头，每次移动一个肋间，以获得最佳的心脏声窗。
  - 图3.1——胸骨旁长轴切面的探头位置

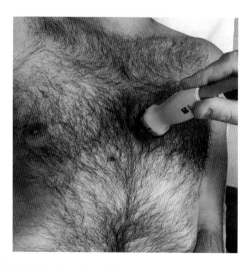

图3.1 胸骨旁长轴切面的探头位置：将探头放置于左前胸第2或第3肋间胸骨旁处，探头标记指向患者右肩

- 超声解剖
  - 图3.2——胸骨旁长轴切面
  - 心尖指向屏幕左侧，心脏基底部和大血管位于屏幕右侧。
    - 右心室是位于心脏最前方的腔室，显示于屏幕的顶端。
    - 左心室位于屏幕的底部，左心房位于右下方。
    - 收缩期表现为二尖瓣关闭，左心室壁缩短。收缩期时主动脉瓣开放，血流从左心室流向升主动脉弓。
    - 舒张期表现为二尖瓣开放，左心室充满血液。舒张期时血流从左心房经二尖瓣流向左心室。
    - 降主动脉可见于高亮回声心包膜的正后方。
    - 视频3.1——胸骨旁长轴切面

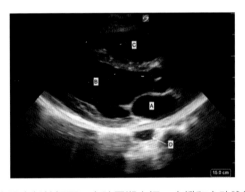

图3.2 胸骨旁长轴切面：心脏周期之间二尖瓣和主动脉瓣同时关闭的胸骨旁长轴切面。血流从左心房（A）经过二尖瓣流入左心室（B），并通过主动脉瓣流向全身，右心室位于屏幕顶端（C），降主动脉位于心脏后方（D）

3.5 胸骨旁短轴切面

- 探头位置
  - 于胸骨旁长轴切面位置，顺时针方向将探头旋转90°，探头标记指向左肩。
  - 可见到左心室的横切面。
  - 图3.3——胸骨旁短轴切面的探头位置
- 超声解剖
  - 图3.4——胸骨旁短轴切面
  - 左心室显示为一个肌性圆环，无病变时呈同心性收缩。

图3.3 胸骨旁短轴切面的探头位置：于胸骨旁长轴切面位置，顺时针方向将探头旋转90°，探头标记指向左肩

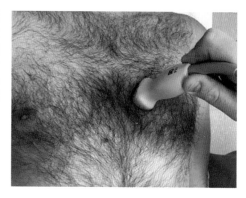

图3.4 胸骨旁短轴切面：乳头肌（箭头所示）水平的胸骨旁短轴切面，左心室腔为环形，而非长方形或椭圆形（A），右心室腔位于左上方（B）

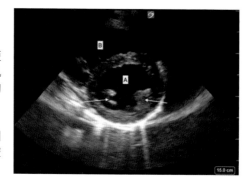

- 图像中心可见左心室内的二叶瓣，开合表现为"鱼嘴样"。

  图3.5——胸部旁短轴切面的鱼嘴样二尖瓣

  视频3.2——胸骨旁短轴切面的二尖瓣

- 朝心尖滑动探头可于短轴显示两个乳头肌。

  乳头肌通常位于环形左室壁4点钟和8点钟位置。

  视频3.3——心尖部的胸骨旁短轴切面

- 右心室显示为屏幕左侧的"C"形结构，与左心室分隔于室间隔。

- 可通过室壁运动异常和左心室非同心性收缩来判断心肌梗死或缺血。

  前壁离探头最近。

  室间隔壁位于屏幕左侧。

  侧壁位于屏幕右侧。

  下壁离探头最远。

  图3.6——胸骨旁短轴切面的左心室室壁

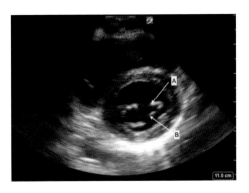

图3.5 胸骨旁短轴切面的鱼嘴样二尖瓣：二尖瓣水平的胸骨旁短轴切面可于短轴显示二尖瓣的鱼嘴样活动，前叶（A）位于上方，后叶（B）位于下方

图3.6 胸骨旁短轴切面的左心室室壁：乳头肌水平的胸骨旁短轴切面室壁的相对分区。septal，室间隔壁；ant，前壁；lat，外侧壁；inf，下壁

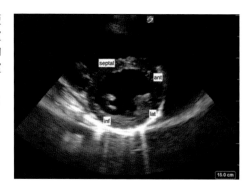

3.6 心尖四腔心切面和两腔心切面

（1）探头位置
- 将探头置于心尖搏动点最明显的位置，探头指向患者左肘部。
  - 图3.7——心尖四腔心检查的探头位置
  - 该切面可显示从心尖部至基底部的心脏四个腔室
- 逆时针旋转探头以获得左心房和左心室的两腔心切面。

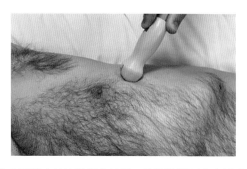

图3.7 心尖四腔心检查的探头位置：将探头置于心尖搏动点最明显处，探头指向患者左肘部

（2）超声解剖

- 四腔心切面
  - 图3.8——心尖四腔心切面的超声图像。
  - 左心室和左心房位于屏幕右侧。
    右侧最远端的左心室壁为侧壁。
  - 室间隔在垂直方向将两个心室分开，位于屏幕中央。
  - 右心室和右心房位于屏幕左侧。
  - 视频3.4——心尖四腔心切面
- 两腔心切面
  - 图3.9——心尖两腔心切面
  - 该切面只能显示左心室和左心房。
  - 该切面可显示左心室的前壁和后壁。
  - 视频3.5——心尖两腔心切面

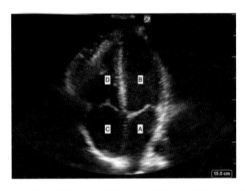

图3.8　心尖四腔心切面：收缩期的心尖四腔心切面，心尖部位于屏幕顶端，基底部位于底部。理想的方向是室间隔（B和D之间）处于垂直方向，与探头表面垂直。心腔标记如下：左心房（A）、左心室（B）、右心房（C）、右心室（D）

图3.9 心尖两腔
心切面：心尖两腔
心切面可于垂直方
向显示心脏。左心
室下壁（Ｂ）位于
图像左侧，前壁位
于右侧，该图像还
可显示左心房（Ａ）
和主动脉流出道（Ｃ）

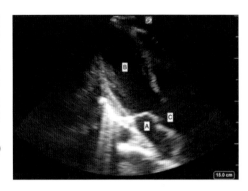

3.7 剑突下切面

- 探头位置
  - 将探头置于剑突下方，探头标记指向患者左侧。
  - 操作者手持探头尖端，用中等力度将探头压向患者腹部，向上和左侧转动探头，指向患者左肩。
  - 调节深度以充分显示整个心脏。
  - 图3.10——剑突下切面的探头位置

图3.10 剑突下切
面的探头位置：将
探头置于剑突下
方，探头标记指向
患者左侧

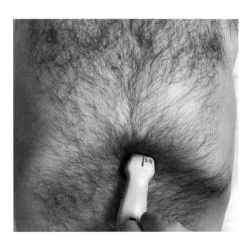

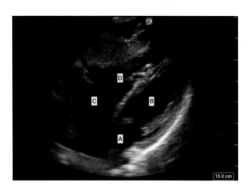

图3.11　剑突下切面：剑突下切面可透过肝声窗显示心脏。心腔标记如下：左心房（A）、左心室（B）、右心房（C）、右心室（D）

- 超声解剖
  - 图3.11——剑突下切面的超声图像
  - 肝位于心脏前方。
  - 肝后方为右心室和右心房。
  - 右心后方为左心室和左心房。
  - 视频3.6——剑突下切面

3.8　下腔静脉切面

（1）探头位置
- 将探头置于剑突下方，略偏向中线右侧，探头标记指向患者头部。
- 探头应垂直于脊柱。
- 图3.12——下腔静脉切面的探头位置

（2）超声解剖
- 图3.13——下腔静脉切面的超声图像
- 下腔静脉位于肝后方，汇入右心房。
  - 视频3.7——下腔静脉

- 正常下腔静脉吸气时塌陷，呼气时扩张。
  - 下腔静脉扩张且塌陷程度减少提示容量负荷过重，心脏充盈障碍如心脏压塞，流出道梗阻如肺栓塞或心源性休克。

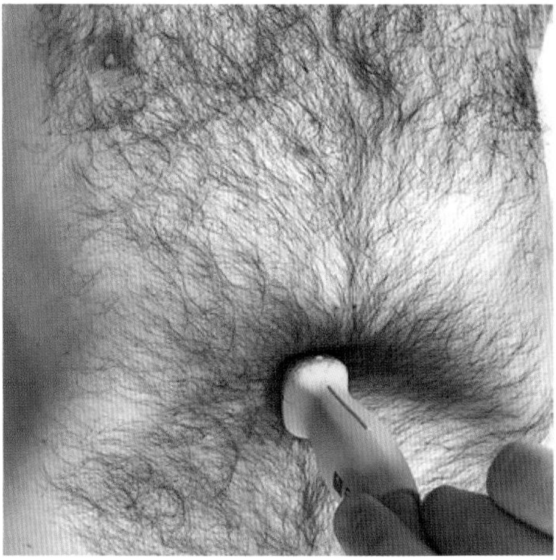

图3.12　下腔静脉切面的探头位置：将探头置于剑突下方，略偏向中线右侧，探头标记指向患者头部

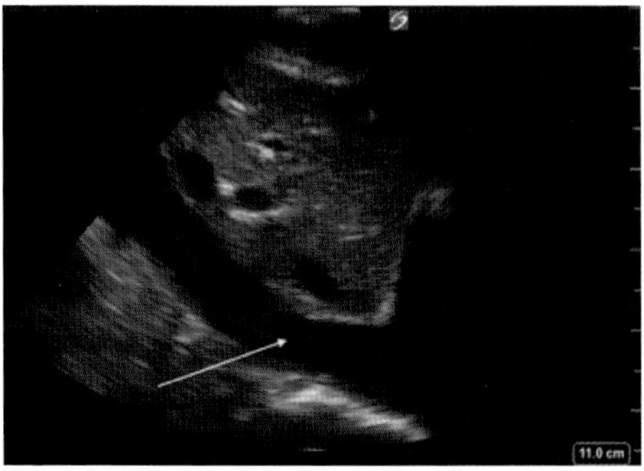

图3.13　下腔静脉切面：下腔静脉长轴显示其经过肝并汇入右心房

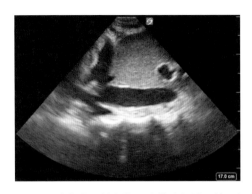

图3.14　扩张的下腔静脉：扩张的下腔静脉经过肝并汇入右心房

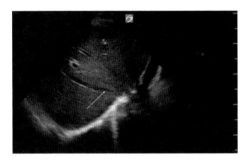

图3.15　塌陷的下腔静脉：塌陷的下腔静脉（箭头所示）流经肝进入右心房，有时塌陷的下腔静脉过细而难以被发现和显影

图3.14——扩张的下腔静脉

视频3.8——扩张的下腔静脉

– 下腔静脉过度塌陷提示血容量不足。

图3.15——塌陷的下腔静脉

视频3.9——塌陷的下腔静脉

3.9 左心室整体收缩功能的测量

（1）收缩功能的定性分级包括正常、轻度减退、中度减退和重度减退：

- 视频3.10——正常左心室收缩功能
- 视频3.11——轻度减退的左心室收缩功能
- 视频3.12——中度减退的左心室收缩功能
- 视频3.13——重度减退的左心室收缩功能

（2）定性分级对应的定量标准为：

- 正常射血分数（EF）≥50%[2]。
- 轻度减退：40%～49%。
- 中度减退：30%～39%。
- 重度减退：<25%[2]。
- 射血分数是指左心室中通过主动脉射向体循环的血液所占的比例。

（3）如可能，应通过所有的心脏切面来评估如下内容：

- 收缩期心室壁的运动和左心室壁增厚情况
  - 心肌收缩时收缩程度与左心室壁增厚相关。
  - 正常情况下收缩期整个左心室壁应增厚并伴有左心室腔缩小。
- 心动周期内的左心室腔大小
  - 左心室腔的缩小程度应略大于一半，提示射血分数正常。
  - 异常心腔大小可见于扩张型和肥厚型心肌病。
- 收缩期二尖瓣运动和心动周期中二尖瓣瓣环的运动
  - 观察二尖瓣前叶的运动。
    前叶为最靠近探头的瓣叶。
  - 左心室功能正常时，舒张期二尖瓣前叶应接触或离室间隔非常近。

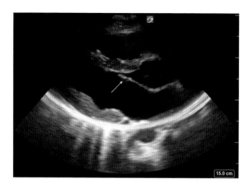

图3.16 接触室间隔的二尖瓣瓣叶：胸骨旁长轴切面舒张期接触到室间隔的二尖瓣前叶（箭头所示），射血分数正常时较常见

- 图3.16——接触室间隔的二尖瓣瓣叶
- 视频3.14——射血分数正常时接触到室间隔的二尖瓣

（4）关于整体功能减退的总结：

- 心室壁收缩减弱。
- 室壁肥厚或心腔扩张。
- 二尖瓣前叶无法接触室间隔。

3.10 心肌病

- 扩张型心肌病
  - 心脏扩大伴左心室功能减退[3]。
  - 左心室可扩张为"球"样。
  - 表现为室壁厚度变薄，心腔扩大。
  - 心动周期中心腔大小的变化幅度减弱。
  - 图3.17——扩张型心肌病
  - 视频3.15——扩张型心肌病

- 肥厚型心肌病
  - 左心室壁不均一性增厚，整体质量增加[1]。
  - 射血分数可正常、增加或减少。
  - 图3.18——肥厚型心肌病
  - 视频3.16——肥厚型心肌病

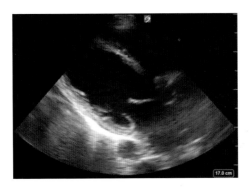

图3.17 扩张型心肌病：扩张型心肌病的胸骨旁长轴切面经典图像为左心室球样扩张

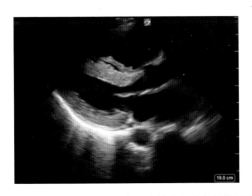

图3.18 肥厚型心肌病：肥厚型心肌病的胸骨旁长轴切面经典图像为左心室壁增厚

- Takotsubo心肌病
  - 也被称为应激性心肌病。
  - 左心室表现为心尖部球样扩张和动力障碍。
  - 左心室基底部形态正常。
  - 图3.19——Takotsubo心肌病
  - 视频3.17——Takotsubo心肌病
- 梗阻性肥厚型心肌病
  - 导致流出道梗阻的室间隔肥厚[1]。
  - 年轻成年患者运动时可引起心脏性猝死。
  - 图3.20——梗阻性肥厚型心肌病
  - 视频3.18——梗阻性肥厚型心肌病

图3.19 Takotsubo心肌病: Takotsubo心肌病剑突下切面的左心室（LV）心尖局部扩张，系以日本章鱼网命名

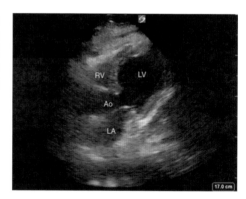

图3.20 梗阻性肥厚型心肌病: 梗阻性肥厚型心肌病的胸骨旁长轴切面，可观察到图中白线描记的室间隔（Septum）增厚和继发性的流出道狭窄（箭头所示）

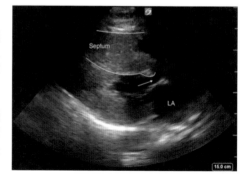

3.11　右心室扩张

（1）可利用右心室图像来评估扩张或劳损，尤其是急性肺栓塞（PE）时。

（2）在非紧急情况下，可用来评估其他原因引起的右心压力升高，如肺高压。

（3）如可能，应通过所有的心脏切面来评估如下内容：

- 胸骨长轴切面
    - 可观察到右心室扩张或室间隔变平且偏向左心室腔[2]。
    - 图3.21——胸骨旁长轴切面中的右心室扩张
    - 视频3.19——胸骨旁长轴切面中的右心室扩张
- 胸骨旁短轴切面
    - 可用于比较右心室和左心室的大小。
    - 扩张的右心室可使左心室呈现为"D"形，提示室间隔变平且偏向左心室腔或凸向左心室腔[2]。

      在某些特定场合可高度提示急性肺栓塞。

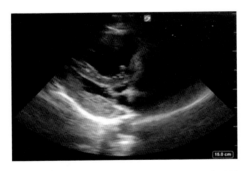

图3.21　胸骨旁长轴切面中的右心室扩张：胸骨旁长轴切面图像显示重度右心室扩张，伴左心室塌陷

图3.22——胸骨旁短轴切面中的右心室扩张

视频3.20——胸骨旁短轴切面中的右心室扩张

- 心尖四腔心切面

  - 直接比较右心室和左心室大小的最佳切面。

  - 舒张期正常右心室腔大小与左心室腔大小的比值为 0.6∶1[4]。

    比值为0.7∶1~1∶1提示右心室轻至中度扩张[4]。

    比值大于1∶1提示右心室重度扩张[4]，在某些特定场合高度提示急性肺栓塞。

  - 图3.23——心尖四腔心切面中的右心室扩张

  - 视频3.21——心尖四腔心切面中的右心室扩张

图3.22　胸骨旁短轴切面中的右心室扩张：胸骨旁短轴切面图像显示与左心室对比的右心室扩张。右心室扩张导致室间隔凸向左心室从而使左心室呈现为"D"形，箭头处为少量心包积液

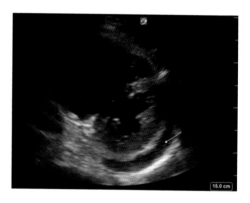

图3.23　心尖四腔心切面中的右心室扩张：心尖四腔心切面图像显示右心室与左心室大小比例超过1∶1，提示重度右心室扩张

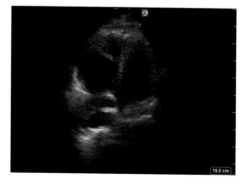

- 下腔静脉（IVC）切面
  - 对于急性右心室扩张，评估下腔静脉可获得更多额外的信息。
  - 扩张充血的下腔静脉可进一步支持右心压力升高的诊断。

3.12 心包积液与心脏压塞

（1）心包积液是指心包脏层与心包壁层之间的液体积聚。

- 正常情况下，心包腔内可有10~50ml的生理性液体[5]。
- 可表现为心脏和心包高亮回声之间的低回声带。
  - 图3.24——心包积液
  - 视频3.22——胸骨旁长轴切面中的心包积液
  - 视频3.23——胸骨旁短轴切面中的心包积液
- 右心室前方可有心外脂肪垫，易与胸骨旁长轴切面中的少量心包积液相混淆。
  - 胸骨旁长轴切面中心外脂肪垫位于右心室前方。

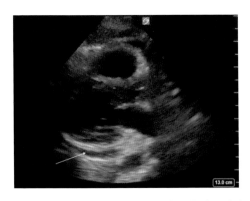

图3.24 心包积液：胸骨旁长轴切面显示舒张期少量心包积液（箭头所示）。可观察到液体于降主动脉前方延伸，从而与胸腔积液鉴别

- 有时可呈现为斑点状，从而区分血液和液体[1]。
- 常见于糖尿病、肥胖、老年和女性患者[1]。
- 图3.25——心外脂肪垫
- 可通过液体形式来区分左侧胸腔积液和心包积液。
  - 心包积液位于左心室室壁后方和降主动脉前方[1]。
  - 左侧胸腔积液可位于左心室室壁后方，但是不会出现于降主动脉前方[1]。
  - 图3.26——心包积液与左侧胸腔积液的对比

（2）心包积液分级

- 心包积液表现为两层心包间重力依赖性的薄层低回声

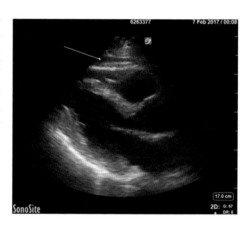

图3.25 心外脂肪垫：右心室前方可能存在脂肪垫，在胸骨旁长轴切面与少量心包积液的表现非常相似而难以鉴别。但是少量心包积液常见于左心室后方，而心外脂肪垫常位于右心室前方

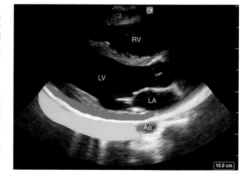

图3.26 心包积液与左侧胸腔积液的对比：该胸骨旁长轴切面图像展示了心包积液（粉色）和胸腔积液（蓝色）相对位置的鉴别，降主动脉前方为心包积液而非胸腔积液

液体。

- 对于环形心包积液：
    - 少量心包积液低回声带厚度小于5mm[1, 3]。
      图3.27——少量心包积液（＜0.5cm）
    - 中量心包积液是指心包积液厚度大约为5～20mm[1, 3]。
      图3.28——中量心包积液（0.5～2cm）

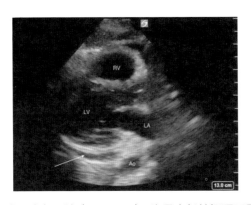

图3.27　少量心包积液（＜0.5cm）：胸骨旁长轴切面可见左心室后方有少量心包积液（箭头所示）

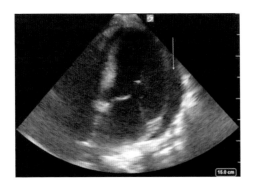

图3.28　中量心包积液（0.5～2cm）：心尖四腔心切面可见中量心包积液（箭头所示）

- 大量心包积液是指心包积液厚度超过20mm[1, 3]。
  对应着超过500ml的液体[5]。
  图3.29——大量心包积液（＞2cm）

（3）心脏压塞

- 指心包内液体产生了过高压力，导致心腔充盈功能受损，从而引起低血压和休克。
  - 最先受影响的是壁薄的右心房和右心室。
    视频3.24——胸骨旁长轴切面的心脏压塞
    视频3.25——剑突下切面的心脏压塞
  - 右心房收缩期塌陷是心脏压塞的最敏感标志[3–4]。
    通常是超声心动图最早的表现。
    图3.30——心脏压塞时右心房塌陷
  - 右心室舒张期塌陷是心脏压塞最特异的表现[3–4]。
    图3.31——心脏压塞时右心室塌陷
  - 下腔静脉充血。
    同时下腔静脉扩张，塌陷极不明显[4]。

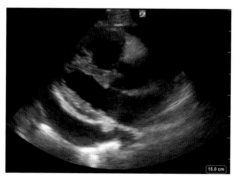

图3.29 大量心包积液（＞2cm）：胸骨旁长轴切面显示的大量心包积液

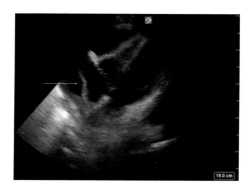

图3.30 心脏压塞时右心房塌陷：箭头所示为心包积液引起的右心房塌陷，这是心脏压塞最敏感的表现

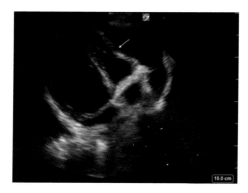

图3.31 心脏压塞时右心室塌陷：剑突下切面显示心脏压塞引起的舒张期右心室塌陷（箭头所示），这是心脏压塞最特异的表现

要点

- 超声心动图是一项复杂的技能，需要反复实践才能胜任。
- 根据患者不同，可能需要调节探头或上下移动一个肋间来获得最佳声窗。
- 左侧卧位能使心脏左移远离胸骨从而改善图像质量。

- 经胸超声心动图可能可用来诊断心内膜炎，但是较罕见。
  - 一个或多个瓣膜上附着有移动的透亮声影可诊断为心内膜炎。
  - 图3.32——心内膜炎
  - 视频3.26——心内膜炎
  - 经食管心脏彩超为形态成像，是诊断心内膜炎的金标准。
- 限制经胸超声心动图应用的因素包括：
  - 病态肥胖患者
  - 慢性阻塞性肺疾病（COPD）
  - 气道正压通气
  - 皮下气肿
  - 正中开胸后的患者

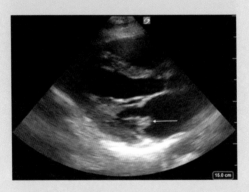

图3.32　心内膜炎：胸骨旁长轴切面图像可观察到二尖瓣后叶上游心房侧的赘生物

（解健　译　王嘉锋　校）

参考文献

1. Rasalingam R, Makan M, Perez JE, editors. The Washington manual of echocardiography. Philadelphia: Wolters Kluwer Health/Lippincott Williams & Wilkins; 2013.

2. Reardon RF, Laudenbach A, Joing SA. Chapter 6: Cardiac. In: Ma OJ, Mateer JR, Reardon RF, Joing SA, editors. Emergency ultrasound. 3rd ed. New York: McGraw-Hill Education; 2014. p. p93–168.

3. Otto CM. Textbook of clinical echocardiography. 5th ed. Philadelphia, PA: Elsevier Saunders; 2013.

4. Mallin M, Dawson M. Introduction to bedside ultrasound: volume 2. United States of America: emergency ultrasound solutions; 2013. iBook. https://itun.es/us/ueELM.l.

5. Jung HO. Pericardial effusion and pericardiocentesis: role of echocardiography. Korean Circ J. 2012;42(11):725–34. https://www.ncbi.nlm.nih.gov/pmc/articles/PMC3518705/. Accessed 30 April 2017.

第4章 胸部超声

  合并多种并存疾病的患者经常会因气短就诊。胸部超声改善了我们对这种症状的快速诊断能力并能指导治疗，这对呼吸窘迫的患者而言特别有优势。它能诊断气胸、肺水肿、胸腔积液或肺炎等疾病。更重要的是，慢性阻塞性肺疾病（COPD）和失代偿性心力衰竭的表现一定程度上较为类似，而胸部超声能有效帮助我们鉴别这两种疾病。胸部超声简单易学，实施迅速，对有些患者可能是救命性的。本章内容将介绍胸部超声的适应证、基本解剖、图像采集、正常超声解剖和对病变的解读。

4.1 临床应用与适应证

- 评估急性呼吸困难的病因，包括气胸、胸腔积液、肺实变、肺挫裂伤和肺水肿。
- 引导胸腔穿刺或胸腔造口置管术。
- 引导肋间神经阻滞。

4.2 正常胸部解剖

- 双侧胸壁各由12根肋骨组成。
  - 第1至7肋为真肋，第8至10肋为假肋，第11至12肋为浮肋。
- 双侧胸腔内均有肺，因为心脏占据了左肺的空间，所以右肺比左肺大。
  - 右肺分三叶：上叶、中叶和下叶。

本章在线补充电子资源（视频）：
https://doi.org/10.1007/978-3-319-68634-9_4

- 左肺分两叶：上叶和下叶。

  左肺上下叶之间还有一个小舌结构，通常也被称为舌叶。

- 肺由胸膜腔封闭，胸膜腔由脏胸膜和壁胸膜组成。

  - 两层胸膜间为一个潜在腔隙，也被称为胸膜腔，正常情况下胸膜腔内有20ml胸膜液。

- 胸部超声的术语

  - A线：胸膜反射超声波可产生反射伪像，显示为多条强回声水平线（胸膜线的复制），这些水平线由和胸壁等厚的距离分隔开[1-2]。

    在正常肺实质中可观察到A线。

    A线通常会在间质性肺疾病、实变和胸腔积液等情况下消失。

    图4.1——A线

  - B线：系从胸膜线向下延伸至屏幕底部而无衰减的射线样或彗星尾样垂直线[2-3]。

    B线可与肺滑动同步移动。

    由肺泡产生[2]。

    每个肺叶声窗B线不超过3条以上视为正常。

    超过3条B线为不正常，可见于肺水肿和引起肺泡内软组织增厚的疾病。

    图4.2——B线

    视频4.1——B线

  - E线：与B线相似，但是起自胸壁而不是胸膜线。

    皮下气肿产生的反射伪像[2]。

  - 肝样化：肺组织改变所产生的一种与肝组织类似的形态。

    由肺炎或挫伤等引起的实变性疾病[4]引起。

    图4.3——肝样变

    视频4.2——肝样变

图4.1 A线：正常肺组织可观察到由胸膜线反射伪像产生的水平A线（箭头所示）

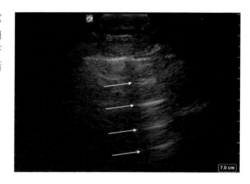

图4.2 B线：B线是指从胸膜线向下延伸至屏幕底部而无衰减的回声线。每个肺叶观察到不超过3条以上的B线可视为正常

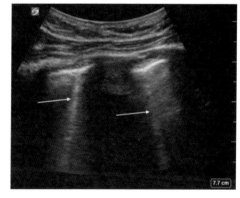

图4.3 肝样变：膈上肺组织（左侧）的形态与膈下肝组织相似（右侧），同时还可观察到胸腔积液

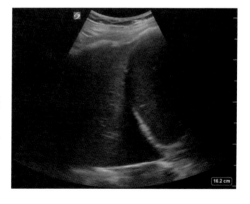

4.3 检查前准备

- 探头选择
  - 线阵探头：可观察胸膜和浅表肺野组织。
  - 曲阵探头：可一次性观察到多根肋间隙范围，适用于深部肺野的观察。
  - 相控阵探头：可通过肋间隙进行检查，观察更深部的肺野组织。
- 患者体位
  - 理想状态下患者应采取直立坐位来获取最佳图像，尤其是对于胸腔积液的观察。
  - 如果患者无法坐立，也可取平卧位来观察前面和侧面，或取侧卧位来观察后面。
- 标准检查切面
  - 一个完整的肺部扫描包括至少8个区域：
    双侧肺部的前面、侧面、后面和肋膈角。
    如果主要关注积液，可从后面观察类似的切面来获取更好的液体成像。
  - 图4.4——肺区（描记胸壁分区的照片）

4.4 图像的采集

（1）肺野
- 垂直放置探头，探头标记指向头侧。
- 从评估肺滑动征开始。
  - 肺滑动征产生于正常呼吸时脏胸膜和壁胸膜的相对滑动。
  - 调节合适的深度，将肺胸膜置于屏幕中央以获得最佳成像效果。
  - 至少观察到两根肋骨，以及肋骨间代表着胸膜线的高回声水平线。

图4.5——正常胸膜线切面

– 肺滑动征是指两薄层胸膜水平方向上的相对往返运动。

图4.4 肺区：该图描记了前方与侧方肺区的位置，应注意探查肺时对多个区域进行全面探查至关重要

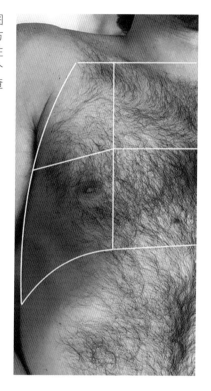

图4.5 正常胸膜线：正常胸膜线为肋骨声影（B）之间的高回声线性结构（A）

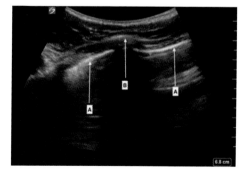

视频4.3——肺滑动征

降低增益来改善胸膜显影。

- 如果无法确定胸膜是否滑动，可利用M型超声来作进一步评估。
  - 将M型超声取样线置于两根肋骨之间，使其垂直跨越胸膜。

    图4.6——M型超声取样线的正确位置
  - 水平线代表着静态的胸壁[3]。
  - 胸膜线下方的颗粒形态代表着肺的运动[3]。

    图4.7——M型超声中正常肺滑动的"沙滩征"
- 下一步，增加深度来获取整个肺野的显影。
  - 观察每一个区域的肺野（见上文中推荐的扫描区域）。
  - 评估A线、B线和实变等病变情况。
  - 图4.8——增加深度的肺野

（2）肋膈角

- 将探头置于下方与后外侧膈肌与肝或脾交汇的位置，探头标记指向头侧。

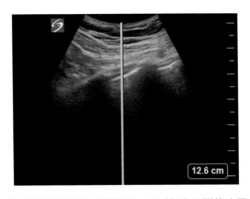

图4.6　M型超声取样线的正确位置：M型超声取样线应置于两根肋骨声影之间并跨越高回声的胸膜线

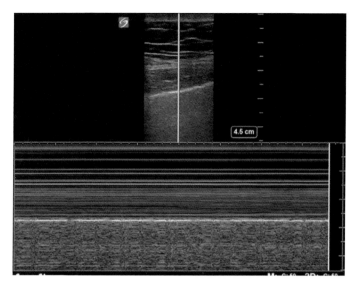

图4.7 M型超声中正常肺滑动的"沙滩征"：正常肺组织的M型超声图像上半部分为静态的胸壁，下半部分可见与正常呼吸运动一致的肺组织滑动，有时也称为"沙滩征"

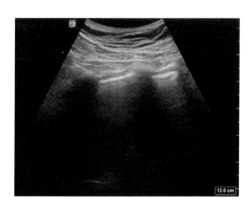

图4.8 肺野：增加深度以便更好地显示整个肺野

- 图4.9——肋膈角探头位置的照片
- 显示肝或脾上方的高回声膈肌。
- 肺实质位于膈肌上方。
  - 图4.10——右侧肋膈角
  - 图4.11——左侧肋膈角

图4.9 观察左侧肋膈角的探头位置：探头应分别置于双侧肋膈角的位置

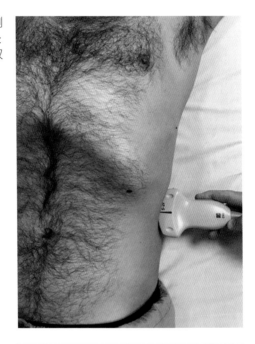

图4.10 右侧肋膈角：可见高回声膈肌（箭头所示）于肋膈角处将肝（A）与肺组织（B）分开

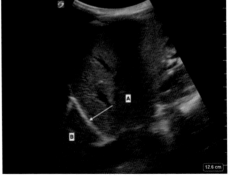

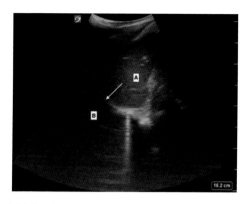

图4.11 左侧肋膈角：可见高回声膈肌（箭头所示）于肋膈角处将脾（A）与肺组织（B）分开

4.5 胸部病变

- 气胸
  - 由肺胸膜远离胸壁所引起，可导致肺萎陷。
  - 常见诱因包括自发性、创伤性或医源性。
  - 超声上可见脏胸膜和壁胸膜分离而导致的肺滑动征消失[3]。

    视频4.4——气胸
  - 如果肺滑动征消失，应上下移动探头来定位肺点征。肺点征是指正常肺滑动征到气胸引起肺滑动征消失的转折点。

    视频4.5——肺点征

    肺点征诊断气胸的特异度为100%[3]。

    肺点征并不是能经常观察到的，尤其是大量气胸时[3]。
  - 使用M型超声确认肺滑动征的消失，方法同上文。M型超声可发现肺的运动消失，由于整个图像显示为多条水平线，有时被称为条码征[3]。

　　　　图4.12——条码征

- 肺水肿
    - 肺水肿是指肺间质或肺泡内液体的异常积聚。
    - 可见于心力衰竭、急性呼吸窘迫综合征（ARDS）、液体负荷过重、肾衰竭或肝衰竭患者。
    - 超声上可在双侧两个或以上肺野中观察到三条或以上的B线[1, 5]。

    　　　　图4.13——肺水肿

    　　　　视频4.6——肺水肿

- 肺炎
    - 指肺组织的局灶性感染。
    - 结合肺炎的临床表现和体征，超声下可表现为肺实变。
    - 肺实变可表现为该区域的低回声异质性回声结构。可与肝组织表现相似，称为肝样化[4]。

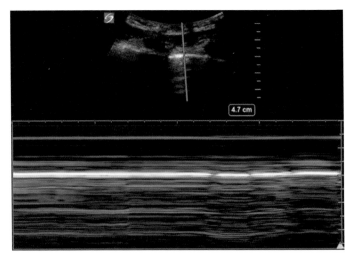

图4.12　条码征：穿过胸膜线的M型超声显示图像下半部分为水平线，可证实肺部无运动，由于其与销售条形码相似有时也被称为条码征

肺实变的边缘可表现为模糊而不规则[6]。

在实变组织后方可能观察到B线。

图4.14——肺实变

视频4.7——肺实变

- 即使没有观察到肺实变，单侧局灶性B线也可高度提示肺炎。

- 有时还可观察到气性或液性支气管显影[1]。

含气的支气管可表现为实变组织中的高回声管样结构[1,6]。

液性支气管可表现为实变组织中的无回声管样结构[1]。

图4.13　肺水肿：在特定的临床环境下整个肺叶显示弥漫性B线可提示肺水肿

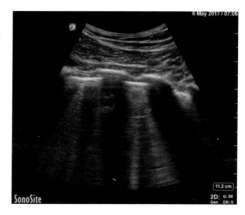

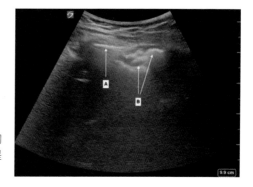

图4.14　肺实变：胸膜线中断（A）提示肺组织实变（B）

- 肺挫裂伤
  - 是指创伤引起的肺实质挫裂伤。
  - 最初，创伤可引起肺泡结构的破坏[1]。
    这可以通过B线观察，代表着肺水肿的发生[1]。
  - 随着挫裂伤的发展，肺泡出血可驱离肺实质中的气体，从而产生肺组织肝样变和胸膜下实变[1]。
  - 图4.15——肺挫裂伤
  - 视频4.8——肺挫裂伤
- 胸腔积液
  - 是指两层胸膜间的异常液体积聚。
  - 急性积液可见于肺部的重力依赖区。
    长期胸腔积液可产生机化或分隔，从而会使积液出现在非重力依赖区。
  - 超声下胸腔积液可表现为脏胸膜和壁胸膜之间无回声或低回声的区域。
    平卧位时可出现在后方。
    直立位时可出现在下方，膈肌与肺之间。

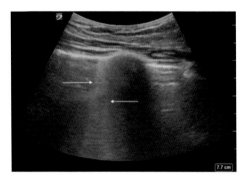

图4.15　肺挫裂伤：创伤产生的孤立性B线提示肺挫裂伤

图4.16——胸腔积液

视频4.9——胸腔积液

- 漏出液通常呈现为无内部回声的无回声表现[2, 7]。

- 渗出液或出血性积液时可出现内部回声[2, 7]。

- 旗帜征是指呼吸运动时肺在积液中滑动。

图4.17——浮肺

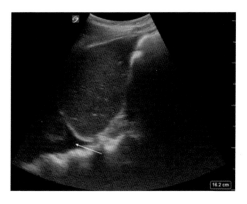

图4.16 胸腔积液：膈上可见少量胸腔积液（箭头所示）

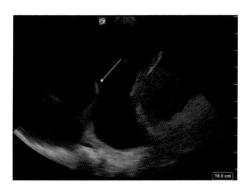

图4.17 浮肺：大量胸腔积液时肺部会悬浮于积液中，呈现出旗帜飘扬在风中的影像（旗帜征）

要点

- 超声评估肺滑动征的阴性预测值高达99.2%～100%，提示肺滑动征的存在可以排除绝大部分气胸病例[3]。

- 在某些其他疾病中肺滑动征也可消失，如急性呼吸窘迫综合征（ARDS）、肺实变、右主支气管插管[3]和浅呼吸。

- B线的消失也可提示气胸的存在。

  - B线存在是排除气胸的强有力依据[2]，但是其消失并不是气胸的敏感性指标。

- 双侧弥漫性B线可存在于肺水肿之外的其他情况，如ARDS、间质性肺疾病和多灶性肺炎[5]。

- 典型的肺炎可表现为上文所述的肺实变，但是非典型肺炎不会出现局灶性表现。

（郭 玉 译　王嘉锋 校）

参考文献

1. Silva FR, Mills LD. Chapter 7: Pulmonary. In: Ma OJ, Mateer JR, Reardon RF, Joing SA, editors. Emergency ultrasound. 3rd ed. China: McGraw-Hill Education; 2014. p. p169–90.

2. Saraogi A. Lung ultrasound: present and Future. Lung India. 2014;32(3):250–7. https://www.ncbi.nlm.nih.gov/pmc/articles/PMC4429387/. Accessed 25 April 2017 (Lung).

3. Husain LF, Hagopian L, Wayman D, Baker WE, Carmody KA. Sonographic Diagnosis of Pneumothorax. Journal of Emergencies, Trauma, and Shock. 2012;5(1):76–81. https://www.ncbi.nlm.nih.gov/pmc/articles/PMC3299161/Accessed 26 April 2017.

4. Durant A, Nagdev A. Ultrasound Detection of Lung Hepatization. Western Jounral of Emergency Medicine. 2010;11(4):322–3. https://www.ncbi.nlm.nih.gov/pmc/articles/PMC2967681/. Accessed 26 April 2017 (US Detect).

5. Martindale JL, Wakai A, Collins SP, Levy PD, Diercks D, Hiestand BC, Fermann GJ, deSouza I, Sinert R. Diagnosing acute heart failure

in the emergency department: a systematic review and meta-analysis. Acad Emerg Med. 2016;23(3):223–42.

6. Lee FCY. Lung ultrasound—a primary survey of the acutely dyspneic patient. J Intensive Care. 2016;4(1):57. https://www.ncbi.nlm.nih.gov/pmc/articles/PMC5007698/. Accessed 26 April 2017.

7. Prina E, Torres A, Roberto C, Carvalho R. Lung ultrasound in the evaluation of pleural effusion. J Bras Pneumol. 2014;40(10):1–5. https://www.ncbi.nlm.nih.gov/pmc/articles/PMC4075927/. Accessed 26 April 2017.

第5章　头颈部超声

应用床旁超声来评估头颈部病变是一项相对较新的技术。该检查最常见的适应证之一为扁桃体周围脓肿的评估与切开引流的引导。然而，也有一些其他领域的关注点，如甲状腺、腮腺和颈动脉。此外，我们还能在气管插管后立即应用超声技术来确定气管内导管的定位是否正确。尽管头颈部超声对于新人来说可能有些难度，但是操作技术和图像的解读其实较为简单，因为其结构表浅且容易辨认。因此，我们通过较少的实践即可成为一名头颈部超声的专家。本章内容将介绍头颈部超声的适应证、基础解剖、图像采集、正常超声解剖和病变的解读。

5.1　扁桃体超声

（1）临床应用与适应证
- 不对称性扁桃体增大。
- 扁桃体周围脓肿的评估。

（2）扁桃体解剖
- 口咽部后方的成对淋巴结构。

（3）探头选择
- 腔内探头。

（4）患者体位
- 取直立坐位且以床头来支撑头后部。

（5）标准检查切面
- 将探头置入患者口中。

本章在线补充电子资源（视频）：
https://doi.org/10.1007/978-3-319-68634-9_5

- 将探头头端顶住受累的扁桃体。
  - 图5.1——口中的腔内探头
- 非常缓慢地扇形转动探头来评估扁桃体周围脓肿的积液征象或扁桃体水肿的鹅卵石样征象。
- 与未累及的扁桃体相比较。
- 确认扁桃体后方的颈动脉。
  - 图5.2——扁桃体后方的颈动脉
  - 视频5.1——扁桃体后方的颈动脉

（6）扁桃体周围脓肿

- 非包裹性细菌性感染可导致扁桃体内脓液积聚，常见原因为细菌性咽炎。

图5.1 扁桃体超声检查的腔内探头位置：将腔内探头插入患者口中来观察受累的扁桃体。可嘱患者来引导探头的放置，以增加探头置入的舒适度

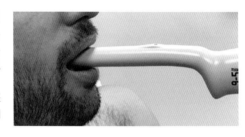

图5.2 扁桃体后方的颈动脉：可于扁桃体后方观察到颈动脉（B）。该图中可见扁桃体周围脓肿（A）

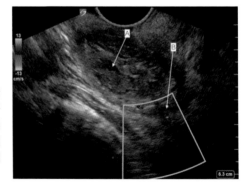

- 可表现为非对称性增大扁桃体内的低回声液体积聚。
  - 也可见内含回声和絮状物的混合性液体。
  - 图5.3——扁桃体周围脓肿
  - 视频5.2——扁桃体周围脓肿
- 测量脓肿大小。
- 测量脓腔离探头的距离[1]。
  - 基于测量数据，选择合适长度的针头。
  - 套上针头的塑料套，剪去针头套的前部，使针尖露出的长度略长于所测量的深度。

    图5.4——针头与被剪切的塑料针头套
  - 这种做法可避免针头进入过深，减少损伤颈动脉的风险。
- 使用体表标记或超声直接引导下实施脓肿切开和引流。
- 重新观察扁桃体来评估液体积聚的改善情况。

（7）要点

- 评估扁桃体周围脓肿时，患者可能会因为牙关紧闭张口度受限。
- 嘱患者自己用压舌板或喉镜下压舌头，因为他们清楚他们的咽部反射。

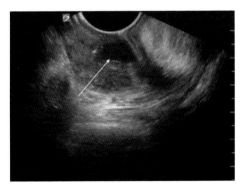

图5.3 扁桃体周围脓肿：大面积的低回声（箭头所示）代表着扁桃体周围脓肿

图5.4 针头与被剪切的塑料针头套：为避免针头进入扁桃体周围脓肿过深，可剪去塑料针头套前部来限制针头进入的深度

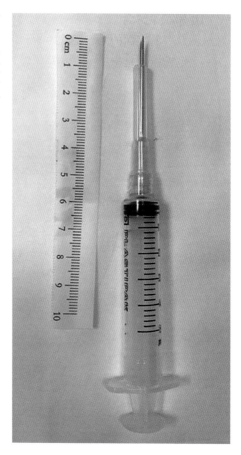

5.2 甲状腺超声

（1）临床应用与适应证

- 对颈部可触及肿物的评估。
- 甲状腺增大。
- 甲状腺功能实验室检查异常。
- 针对其他影像学检查中偶然发现的甲状腺结节或囊肿等异常所实施的进一步检查。

（2）甲状腺解剖

- 颈部气管表面的内分泌器官。
- 甲状腺峡部是指甲状腺左右叶之间的连接，通常位于第二、三气管环表面。
- 甲状腺的两叶位于气管前外侧，颈动脉和颈内静脉位于其后方。

（3）探头的选择

- 线阵探头

（4）患者体位

- 平卧位或半卧位，颈部后伸。

（5）标准检查切面

- 从甲状腺横切面开始观察。
- 将探头置于喉结下方，探头标记指向患者右方。
  - 图5.5——颈部探头位置

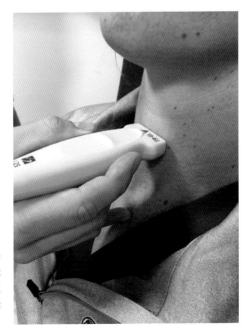

图5.5 颈部探头位置：使患者取坐卧位并轻度后仰更有利于颈部扫描来观察甲状腺超声

- 向下扫描直至甲状腺峡部显影。
  - 甲状腺可表现为均质细颗粒状结构，回声略强于周围肌肉组织[3]。
  - 峡部位于高回声气管前方，左右叶分别位于两侧。
  - 图5.6——甲状腺峡部
- 向两侧移动探头以观察甲状腺的左右叶。
  - 图5.7——甲状腺叶
  - 甲状腺两叶外侧均可见壁厚无回声的搏动性颈动脉，其外侧是壁薄的颈内静脉[4]。
  - 食管通常位于甲状腺左叶后方，颈椎椎体前方[3]。表现为椭圆形或扁平状交替出现的低回声与高回声结构[3]。

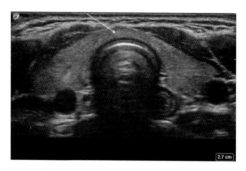

图5.6 甲状腺峡部：甲状腺峡部（箭头所示）位于高回声气管前方

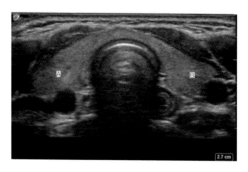

图5.7 甲状腺叶：甲状腺右叶（A）与左叶（B）

– 图5.8——甲状腺与周围结构

– 视频5.3——甲状腺超声

- 顺时针旋转探头90°，探头标记指向头侧。以矢状切面观察甲状腺的两叶。

– 图5.9——甲状腺矢状切面

– 视频5.4——甲状腺矢状切面

- 应用彩色多普勒来观察甲状腺的每个区域以评估血流情况。

– 图5.10——甲状腺的彩色多普勒

– 视频5.5——甲状腺的彩色多普勒

（6）甲状腺病变

- 甲状腺结节

– 甲状腺内由于甲状腺细胞过度增生产生的病变组织。

图5.8　甲状腺与周围结构：甲状腺两叶外侧为壁厚的无回声搏动性颈动脉（B）和壁薄的颈内静脉（A）。食管（箭头所示）通常位于甲状腺左叶后方和颈椎椎体前方

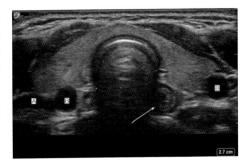

图5.9　甲状腺矢状切面：甲状腺左叶的矢状切面

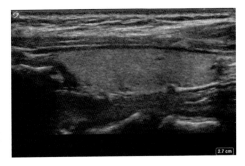

- 大部分甲状腺结节是良性的，大约只有5%的结节是恶性的[5]。
- 是甲状腺CT或超声最常见的偶然发现。
- 表现为可压迫正常甲状腺超声结构的不相关的病变组织。
- 图5.11——甲状腺结节

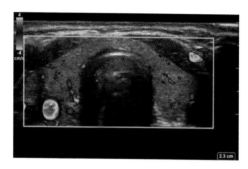

图5.10 甲状腺的彩色多普勒：甲状腺彩色多普勒的正常血流情况

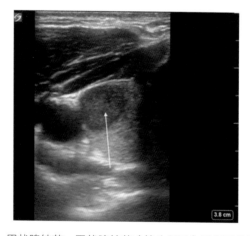

图5.11 甲状腺结节：甲状腺结节（箭头所示）是指甲状腺细胞过度生长产生的明显病变组织

- 甲状腺囊肿
  - 一类良性甲状腺结节。
    可为单纯性、胶质性或出血性。
  - 单纯性囊肿可表现为圆形无回声或低回声结构，后方可有声影增强。
  - 图5.12——甲状腺囊肿
  - 视频5.6——甲状腺囊肿
- 甲状腺炎
  - 指甲状腺炎症。
  - 常表现为回声减弱而血流增多，从而导致彩色多普勒中血流信号增强。
  - 图5.13——甲状腺炎
  - 视频5.7——甲状腺炎

图5.12　甲状腺囊肿：甲状腺囊肿（箭头所示）是一类良性结节，可为单纯性、胶质性或出血性

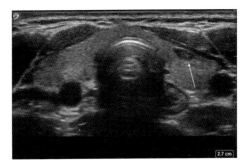

图5.13　甲状腺炎：甲状腺的任何炎性状态都可在彩色多普勒下观察到血流信号增强的表现

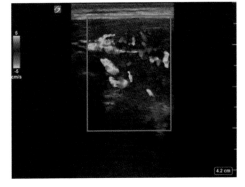

5.3 气管超声

- 临床应用与适应证
  - 确认气管导管位置。
- 气管解剖
  - 位于颈部前方的浅表位置。
  - 是连接咽喉部和肺的膜性管道。
  - 通过前方的气管环加强。
  - 环甲膜位于上方的甲状软骨和下方的环状软骨之间。
- 探头选择
  - 线阵探头
- 患者体位
  - 气管超声通常实施于气管插管的患者。因此，患者应该取平卧位或床头摇高30°。
- 标准检查切面
  - 将探头置于颈部前正中线观察横切面。

    图5.14——气管上方的探头位置

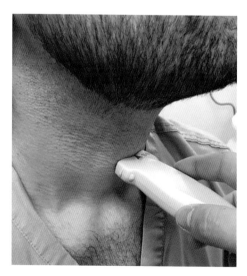

图5.14 气管上方的探头位置：为观察气管，将探头以横切面的方向置于颈部中央

气管可表现为弧形强回声带伴后方声影。

图5.15——气管

视频5.8——气管

- 头尾侧均需扫描来评估气管。
- 可尝试显示左方的食管，通过嘱患者吞咽来辅助显影。

    通常可于甲状腺左叶后方发现。

    图5.16——气管与食管

- 气管导管位置的确认
    - 如上述方法显示气管。
    - 气管导管在位时，可观察到两条平行的弧形高回声线[3]，后方声影更强[7]，B线更多。

        图5.17——正确的气管导管位置

        视频5.9——正确的气管导管位置

    - 轻微振动或移动导管可于超声下观察到气管的移动。

- 导管误入食管
    - 气管导管误入食管时在超声下仅能观察到一条弧形高回声线，伴气管后外侧的后方声影[7]。

        通常位于甲状腺左叶后方[3]，有时可表现为"双气管征"[7]。

- 要点
    - 还可于长轴或短轴[3]实时观察气管置管[7]的过程来确认气管导管的位置。
    - 使用超声来确认气管导管位置的敏感度和特异度可高达98%[8]。

5.4　颈动脉超声

- 临床应用与适应证
    - 颈动脉夹层的评估。

图5.15 气管：气管（箭头所示）表现为弧形强回声带伴后方声影

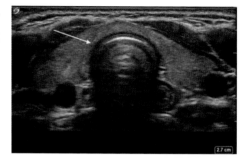

图5.16 气管与食管：可尝试显示食管（箭头所示），如图所示通常位于气管的左方（图片右侧）

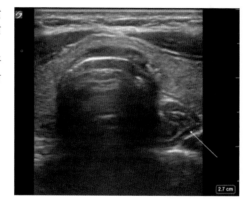

图5.17 正确的气管导管位置：气管导管位置正确时可观察到两条平行的弧形高回声线（箭头所示）

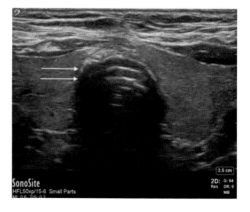

- 颈动脉解剖
  - 右颈动脉是头臂干的分支。
  - 左颈动脉直接自主动脉弓发出。
  - 颈内动脉与颈外动脉分叉处位于第4颈椎,颈动脉球远端。
- 探头选择
  - 线阵探头
- 患者体位
  - 取平卧或半卧位,颈部后伸,头偏向检查的对侧。
- 标准检查切面
  - 将探头以横切面放置于锁骨上方,来获得颈动脉的短轴切面。
  - 向头端扫描来评估颈动脉的全长。
    图5.18——颈动脉短轴
  - 旋转探头切换至长轴,探头标记指向患者头侧,并向头侧移动探头来评估颈动脉球部。
    图5.19——颈动脉球部长轴

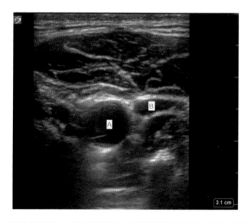

图5.18 颈动脉短轴:在横切面,颈动脉以短轴呈现为壁厚的无回声血管(A),旁边是壁薄而可塌陷的静脉(B)

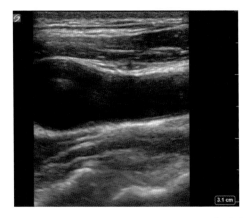

图5.19 颈动脉球部长轴：在长轴切面，探头位置指向患者头侧，颈动脉可表现为无回声管样性状，颈动脉球位于上方

- 颈动脉夹层
    - 指颈动脉内膜分离形成假腔。
    - 表现为颈动脉腔内出现线性高回声带。

5.5 唾液腺超声

（1）临床应用与适应证
- 耳前区疼痛和（或）水肿。

（2）基本解剖
- 腮腺
    - 位于双侧耳前方，上部分与外耳道近乎平行[3]。
    - 腮腺管于腮腺前方穿过颊部脂肪和颊肌，从第二上磨牙附近的腮腺乳头进入口腔[3]。
- 下颌下腺
    - 为下颌骨下方下颌下三角内的三角形结构[3]。
    - 下颌下腺导管自内而上进入舌系带旁的口腔内乳头[3]。

（3）探头选择

- 线阵探头

（4）患者体位

- 嘱患者采用舒适的体位，可以为平卧位、半卧位或者脑后有支撑的坐位。
- 观察下颌下腺时嘱患者仰头会有帮助。

（5）标准检查切面

- 腮腺
  - 从矢状切面开始观察腮腺，探头标记指向上方。
    图5.20——腮腺检查的探头位置
  - 腮腺呈现为均质、细颗粒状回声结构[3]。

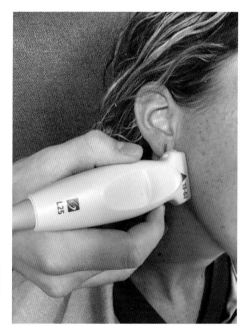

图5.20 腮腺检查的探头位置：将探头置于下颌角附近，标记指向上方

图5.21——腮腺

视频5.10——腮腺

- 全面扫描腮腺以检查是否存在异常。

- 逆时针旋转探头，标记指向患者右侧，以横切面显示腮腺导管。

- 将探头置于面颊中部与耳垂连成一线，可观察到腮腺导管表现为两薄层邻近和平行的高回声线[3]。

图5.22——腮腺导管

图5.21 腮腺：腮腺位于皮下，表现为均质、细颗粒状回声

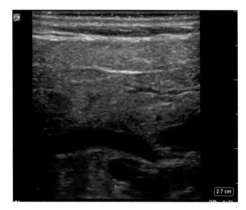

图5.22 腮腺导管：腮腺导管表现为两层穿过咬肌的薄层平行高回声线（箭头所示）

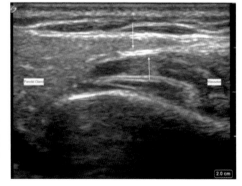

- 下颌下腺
  - 将探头置于下颌角前方下颌下隙。

    图5.23——下颌下腺检查的探头位置
  - 下颌下腺位于皮下组织中，与腮腺相似，表现为均质中等强度的回声结构[9]。

    图5.24——下颌下腺

    视频5.11——下颌下腺
  - 面动脉与静脉位于下颌下腺附近[9]。

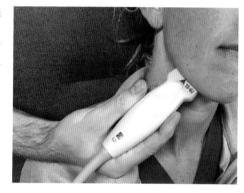

图5.23 下颌下腺检查的探头位置：将探头置于下颌骨下方下颌下隙内以观察下颌下腺

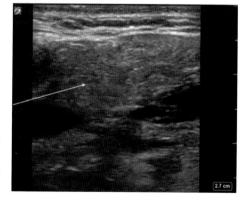

图5.24 下颌下腺：与腮腺相似，下颌下腺（箭头所示）呈现为皮下组织深部的均质结构

（6）唾液腺病变

- 涎石病
  - 指唾液腺或导管内的结石。
  - 可见于腮腺和下颌下腺[3]或导管，下颌下腺更常见。
  - 表现为高回声灶伴后方声影[3]，与胆囊结石或肾结石相似。
  - 如果发生阻塞，导管可出现扩张，显示为指向高回声结石的无回声小管状结构[3]。
- 唾液腺炎
  - 指唾液腺的炎症或感染。
  - 与正常唾液腺组织相比，可表现为唾液腺增大，回声增强伴不均[3]。
  - 同时还可于彩色多普勒中观察到血流增加[3]。
- 唾液腺肿物
  - 指唾液腺中的良性（更常见）或恶性病变，常见于腮腺[3]。
  - 实性肿物可表现为混合性回声结构伴部分低回声区域，后方可见声影增强[3]。
  - 与其他部位囊肿相似，唾液腺的囊性肿物通常也表现为无回声病变[3]。

（郭玉 译　卞金俊 校）

参考文献

1. Mallin M, Dawson M. Introduction to bedside ultrasound: volume 2. United States of America: emergency ultrasound solutions; 2013. iBook. https://itun.es/us/ueELM.l.
2. American Institute of Ultrasound in Medicine. Thyroid and Parathyroid Ultrasound Examination. 2003. AIUM Practice Parameter Website. http://www.aium.org/resources/guidelines/thyroid.pdfn. Updated 2007 and 2013. Accessed 1 May 2017.

3. Dewitz A. Chapter 18: Musculoskeletal, soft tissue, and miscellaneous applications. In: Ma OJ, Mateer JR, Reardon RF, Joing SA, editors. Emergency ultrasound. 3rd ed. China: McGraw-Hill Education; 2014. p. 503–68.

4. Xie C, Cox P, Taylor N, LaPorte S. Ultrasonography of thyroid nodules: a pictorial review. Insights Imaging. 2016;7(1):77–86. https://www.ncbi.nlm.nih.gov/pmc/articles/PMC4729706/.Accessed 1 May 2017.

5. Yeung MJ, Serpell JW. Management of the solitary thyroid nodule. The Oncologist. 2008;13(2):105–12. http://theoncologist. alphamedpress.org/content/13/2/105.full.pdf+html. Accessed 1 May 2017.

6. Shah C, Johnson PT. Diffuse thyroiditis. Sonoworld Website. https:// sonoworld.com/CaseDetails/Diffuse_thyroiditis.aspx?CaseId=50. Accessed 1 May 2017.

7. Chao A, Gharahbaghian L. Tips and tricks: airway ultrasound.ACEP Website. https://www.acep.org/content.aspx?id=102309Accessed 1 May 2017.

8. Das SK, Choupoo NS, Haldar R, Lahkar A. Transtracheal ultrasound for verification of endotracheal tube placement: a systematic review and meta-analysis. Can J Anesth. 2015;62(4):413–23. http://link. springer.com/article/10.1007%2Fs12630-014-0301-z.Accessed 1 May 2017.

9. Dahiya N, Dogra VS. Small parts and superficial structures. Philadelphia, PA: Elsevier Inc.; 2014. https://books.google.com/book s?id=3lXOAwAAQBAJ&printsec=frontcover#v=onepage&q&f=fal se. Accessed 1 May 2017.

第6章　肌肉骨骼超声

　　应用超声对肌肉骨骼进行评估是一个快速发展的热点领域。超声是一种快速无创技术，可用来评估多种不同的肌肉骨骼疾病，如关节脱位、肌腱病变、膝关节积液、骨折和神经炎症。它使操作者可以有效诊断疾病并进而实施对应的治疗措施来促进康复。而且，通过超声获得的信息，还可实施某些干预来缓解疼痛和改善患者舒适度，如骨折血肿内阻滞或神经阻滞。本章将讨论肌肉骨骼超声检查的适应证、基本解剖、图像采集、正常超声解剖和病变解读。

6.1　临床应用与适应证

- 关节脱位
- 肌腱病变
- 膝关节积液
- 骨折
- 正中神经炎症（腕管综合征）

6.2　正常肌肉骨骼解剖

- 骨骼
  - 可分为长骨、短骨、扁骨和不规则骨：
    长骨：锁骨、肱骨、桡骨、尺骨、掌骨、股骨、胫骨、腓骨、跖骨和趾骨
    短骨：腕骨、跗骨、髌骨、籽骨

本章在线补充电子资源（视频）：
https://doi.org/10.1007/978-3-319-68634-9_6

扁骨：颅骨、下颌骨、肩胛骨、胸骨和肋骨

不规则骨：椎骨、骶骨、尾骨和舌骨

- 骨表面最外层为骨膜，可覆盖骨质并提供营养。
- 下一层为骨皮质，可提供支撑力：

  该层很厚，可对其下层骨质提供保护。
- 骨髓质和骨髓构成了骨骼的内层，但是在超声中无法显示。

- 肌腱
  - 为连接肌肉与骨骼的纤维弹力结缔组织。
  - 肌腱可向骨骼传递肌肉的力量，可承受较大的张力。
- 韧带
  - 与肌腱相似，但是其为连接骨骼与骨骼之间的组织。
- 神经
  - 是外周神经系统的组成部分，可允许全身不同组织向大脑、脊髓或其他中枢神经系统传递信号。
  - 每一根神经的最外层均为致密的结缔组织，也被称为神经外膜，其内包绕着数条神经轴突组成的神经束。
  - 神经外膜深面为神经束膜，一层细致的结缔组织鞘，包绕一条由神经轴突构成的神经束。
  - 神经内膜是指包绕每一根神经轴突的包膜。
- 肩关节
  - 由肱骨头和肩胛骨关节窝构成关节面的球窝关节结构。
- 膝关节
  - 由两个不同关节面构成的滑车关节。

    髌骨和股骨

    股骨和胫骨
  - 腓骨位于胫骨外侧，尽管其余胫骨也有关节面，但是它并不是膝关节的组成部分。

6.3 图像的采集

1. 探头选择

（1）线阵探头

（2）凸阵探头，以备深层次结构的观察

2. 患者体位

（1）取决于所需观察的结构。

（2）肩关节

- 患者应坐于床沿，背向操作者。

- 图6.1——肩关节检查体位

（3）肌腱

- 跟腱：

  - 理想状态下，患者应取俯卧位，足尖悬于床沿外[1]，从而使跟腱放松。

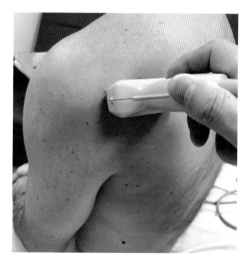

图6.1 肩关节检查体位：患者取坐位，手臂弯曲90°，检查时探头标记朝外

- 图6.2——跟腱检查的患者体位
- 髌韧带和股四头肌腱
  - 取平卧位或坐位，膝关节弯曲90°。
  - 图6.3——股四头肌腱的检查体位
  - 图6.4——髌韧带的检查体位

图6.2　跟腱检查的患者体位：应尽可能让患者取俯卧位，有助于跟腱的显影

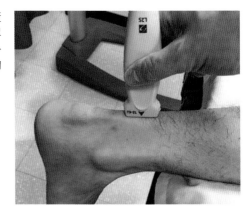

图6.3　股四头肌腱的检查体位：取平卧位或坐位，膝关节弯曲90°，将探头置于膝关节近端股四头肌腱附着于髌骨的部位

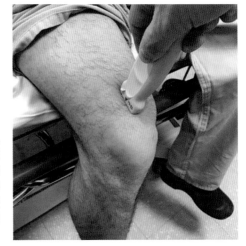

- 指腱
  - 为观察伸肌腱，将患者的手旋后，手指尽可能后伸。
  - 将手置于水浴中进行检查更有利于显影：
    将待检查部位放置于装适量水的盆中，水完全覆盖待检部位，然后在水中将探头前端放置于病患部位。
  - 图6.5——水浴检查示例

图6.4　髌韧带的检查体位：取坐位，使患者小腿悬于床旁，将探头置于髌腱附着于髌骨下方的部位

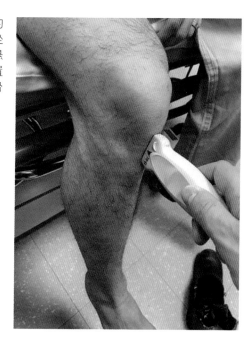

图6.5　水浴检查示例：为更好地显影小关节部位，可将患者的手置于某容器的水中，将探头在拟检查部位旋转挤压进行检查

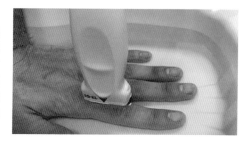

（4）膝关节

- 患者需采用平卧位，并将一条卷起的毛巾垫于膝关节下方以提供支持，使膝关节弯曲约20°。

- 图6.6——膝关节检查体位

（5）骨折

- 因不同骨骼图像采集方法也有所不同。

- 通常取平卧位，对于下肢骨折采用令患者舒适的体位。

（6）正中神经

- 前臂旋前并置于扁平支撑物上。

- 图6.7——正中神经检查体位

6.4　肩关节

（1）标准检查切面

- 开始将探头置于肱骨近端后方，以横切面观察并向近端追溯至盂肱关节。

- 如果患者可旋转关节，可获取关节内旋与外旋的视频。
    - 录制肩关节内旋与外旋的视频。

（2）超声解剖

- 肱骨头和关节盂关节窝的骨皮质可表现为高回声带伴

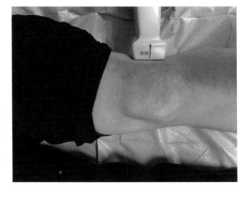

图6.6　膝关节检查体位：对于膝关节建议使用外侧或内侧途径进行检查。为使患者感觉舒适，可在膝关节下方放置一条卷起的毛巾

图6.7　正中神经检查体位：手臂后伸前旋，将探头置于前臂定位正中神经，沿手臂向下追溯正中神经至手腕

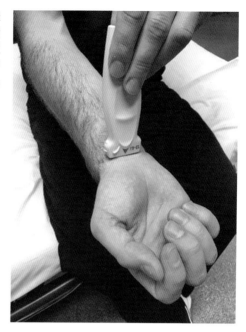

图6.8　正常肩关节超声：在正常肩关节中，可观察到肱骨头（A）坐落于肩胛骨（B）的关节盂关节窝中（弧线所示）

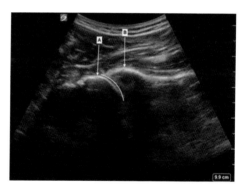

后方声影：

- 图6.8——超声下的正常关节

- 视频6.1——肩关节

• 正常情况下，肱骨位于关节盂后方0.5~1.0cm[2]：

- 必要时可与对侧进行对比。

- 冈下肌可表现为关节上方[1]的低回声带，附着于肱骨大结节。

（3）肩关节病变

- 肩关节脱位：
  - 超声诊断肩关节完全脱位的敏感性为100%，其检测完全复位的敏感性亦接近100%[3]。
  - 肩关节前脱位最为常见，肱骨头可移位至关节盂的前下方：
    如果根据上文采用后路切面进行观察，超声下可显示为肱骨头位于深面。
    图6.9——肩关节前脱位
    视频6.2——肩关节前脱位
  - 肩关节后脱位较少见，通常仅发生于惊厥或电击。超声下可显示肱骨头位于关节盂后下方，更表浅的位置。
  - 低回声区域提示存在关节积液。
    图6.10——肩关节积液

6.5　肌腱

（1）标准检查切面

- 检查肌腱时需要用到横切面和长轴切面。
- 需确保扫描肌腱的全长来保证肌腱完整，没有发生撕裂或断裂。
- 必要时可观察对侧肌腱来获取类似的切面进行比较。

（2）超声解剖

- 在长轴切面肌腱呈现为致密的高回声有序排列的平行纤维[1]。偶尔还能观察到周围的腱鞘。
  - 图6.11——肌腱的长轴切面
  - 视频6.3——肌腱的长轴切面

图6.9 肩关节前脱位：发生前脱位时，肱骨头（A）可移位至肩胛骨的前方（B）

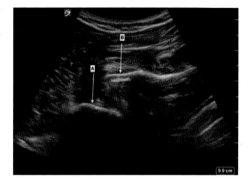

图6.10 肩关节积液：肩关节积液可表现为肱骨头和肩胛骨间的低回声区。如果积血开始凝固时积液可表现为不均一的回声区

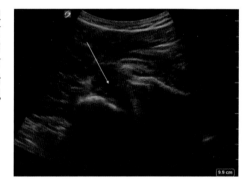

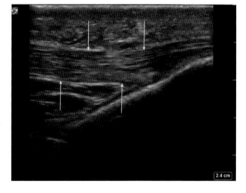

图6.11 肌腱的长轴切面：正常肌腱可表现为高回声鞘（箭头所示）之间的长纤维带

- 区分肌肉与肌腱至关重要。

  粗略而言，探头的位置即可区分肌肉与肌腱。

  超声下肌肉可呈现为由纤细高回声纤维隔膜隔开的条纹状低回声组织。

  图6.12——肌肉

- 在横切面上，肌腱可表现为圆形或椭圆形高回声条纹状结构。

  - 图6.13——肌腱短轴切面
  - 视频6.4——肌腱短轴切面

图6.12 肌肉：肌肉回声比肌腱更低，回声排序更紊乱，伴有部分高回声纹理（箭头所示）

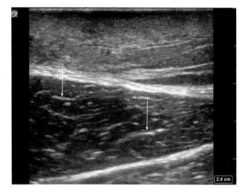

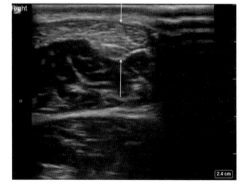

图6.13 肌腱的横断切面：在横切面肌腱为高回声斑点状结构

- 肌腱的各向异性现象可用于其与神经的区分。
  - 各向异性是指肌腱的回声特性会随着探头的角度改变而改变。

    当探头垂直于肌腱时肌腱可表现为高回声有序排列的组织[1]。

    当逐步移动探头并减小探头角度时（如倾斜45°），肌腱组织回声会降低[1]。

    视频6.5——各向异性
- （3）肌腱病变
- 肌腱断裂
  - 肌腱纤维可发生部分或全部断裂。
  - 肌腱内部部分撕裂可表现为肌腱中间出现缺乏各向异性现象的低回声或无回声区域[1]。

    图6.14——肌腱部分撕裂

    视频6.6——肌腱部分撕裂
  - 完全断裂可表现为肌腱纤维的彻底中断，由于出血和（或）炎性水肿，周围还可出现无回声液性区域。

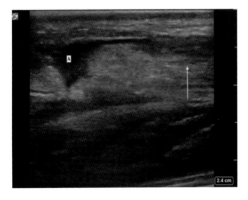

图6.14　肌腱部分断裂：正常肌腱（箭头所示）可出现水肿，而撕裂部分可表现为较明显的缺损（A）。低回声区域为缺损部位填充的血液

图6.15——肌腱完全断裂

视频6.7——肌腱完全断裂的短轴切面

视频6.8——肌腱完全断裂的长轴切面

- 屈肌腱鞘炎
  - 通常为手指屈肌腱鞘内感染引起的急性炎症。
  - 正常手指的屈肌腱鞘通常是不显影的。
  - 发生屈肌腱鞘炎时腱鞘可增厚，腱鞘内可观察到肌腱穿越低回声或无回声液性区域[1, 4]。
  - 图6.16——屈肌腱鞘炎
  - 视频6.9——屈肌腱鞘炎

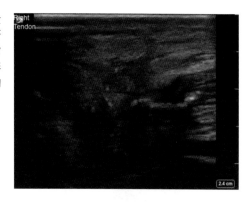

图6.15 肌腱完全断裂：肌腱完全断裂是指肌腱的正常结构完全丢失，伴有炎性损伤产生的水肿

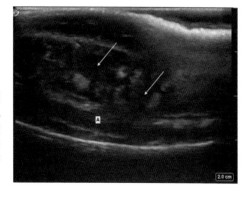

图6.16 屈肌腱鞘炎：此处可见屈肌肌腱（A）的腱鞘增厚伴围绕肌腱的低回声液性区（箭头所示）

6.6 膝关节

（1）标准检查切面

- 采取合适的体位，将探头放置于膝关节前方，从股骨远端扫描至髌骨上部。
- 恰当部位的横切面可用来实施超声引导下的关节穿刺术。
    - 更多细节详见操作的章节。

（2）超声解剖

- 显示上方深面的股骨高回声皮质，以及下方浅表的髌骨。
- 髌上囊中存在正常的滑膜液，可表现为无回声结构，深度通常小于2mm[5]。
- 在该切面中可观察到股四头肌附着于髌骨。
- 图6.17——正常膝关节
- 视频6.10——正常膝关节

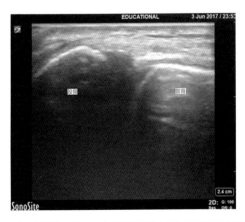

图6.17 正常膝关节：将探头置于膝关节外侧显示股骨和髌骨关节面

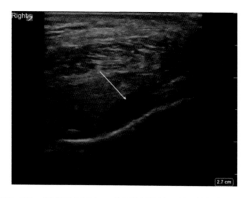

图6.18　膝关节积液：少量膝关节积液（箭头所示）

（3）膝关节病变

- 膝关节积液

  – 关节内或周围过多的液体。

  – 通常可见积液位于髌上囊[1]：

  可表现为股骨和髌骨之间的无回声或低回声结构。

  图6.18——膝关节积液

  视频6.11——膝关节积液

  – 积液的回声特征可有助于判断积液的性质：

  单纯积液可表现为无回声结构[1]。

  炎性积液可表现为无回声结构伴关节间隙内小腔形成[1]。

  出血性积液起初可表现为无回声结构，随后由于血凝块形成回声逐渐增强[1]。

  如果积液内存在碎片，应考虑为感染、出血或脂肪（关节积脂血症）[5]。

6.7 骨

- 标准检查切面
  - 将探头置于待检查部位，采集横切面与长轴切面的图像。

    从横切面开始观察来识别骨骼，并适当调节深度和增益来改善图像质量[1]。

    旋转探头来获取骨骼的长轴切面，扫描骨骼来探查是否存在任何代表骨折的不规则表现[1]。
  - 必要时可检查对侧骨骼来进行比较。
- 超声解剖
  - 正常骨骼可通过较厚的高回声线来识别，其代表着骨皮质，并伴后方声影[1]。
  - 正常骨皮质应连续而无中断。
  - 图6.19——正常骨骼
  - 视频6.12——正常骨骼

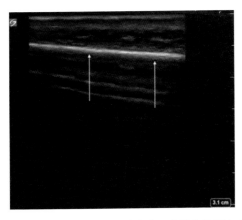

图6.19 正常骨骼：正常骨骼为高回声结构伴后方声影

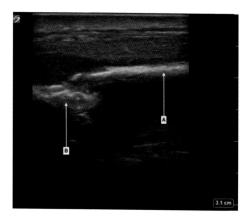

图6.20 骨折：正常骨形态（A）丢失，骨折处可见骨皮质中断（B）

- 骨骼病变
  - 骨折

    表现为骨皮质回声中断[1]，移位明显时也可在超声下观察到移位。

    可观察到周围存在无回声或低回声积液，提示血肿。

    图6.20——骨折

    视频6.13——骨折

6.8 神经

1. 标准检查切面

（1）取舒适体位，将探头置于待查的神经表面并全面探查该区域

- 神经最好以横切面进行观察。

（2）对于正中神经，将探头置于屈肌支持带表面，可于舟状骨水平的腕屈肌表面探查。

- 测量神经以评估炎症状态。

2. 超声解剖

（1）神经可表现为纤维样结构，表现为被高回声结缔组织包绕的单束低回声蜂窝样结构。

- 图6.21——正常正中神经
- 视频6.14——正常正中神经

（2）神经的长轴切面表现为高回声管状结构伴内部细小的平行线性低回声结构。

（3）神经易被误认为肌腱，但是神经没有肌腱的各向异性现象。

3. 神经病变

（1）腕管综合征

- 腕管压迫正中神经引起的不同程度的一系列表现。
- 腕管中正中神经增大[6]伴内部水肿，横切面面积增大。
  - 测量舟状骨和豌豆骨水平正中神经的横切面面积（CSA）。

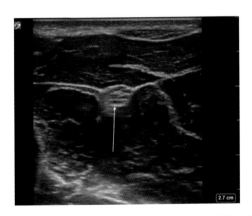

图6.21 正常正中神经：正常的正中神经为高回声结缔组织包绕的单束低回声蜂窝样纤维结构

119

图6.22　正中神经横切面面积：腕管中正中神经的正常横切面面积测量

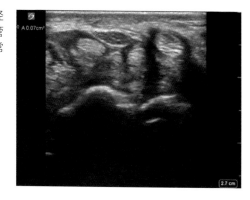

图6.23　正中神经横切面面积增大：腕管处正中神经增大，横切面周长超过10mm

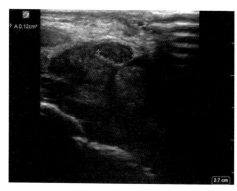

　　图6.22——正中神经横切面面积

- 横切面周长＞10mm提示腕管综合征[6-7]。

　　图6.23——正中神经横切面面积增大

- 此外，还可能观察到正中神经近端增大和远端变平[6]。

要点

- 诊断存在疑问时，可与对侧进行对比。
- 确认肩关节脱位后，可在超声引导下向关节内注射利多卡因，这有助于在没有镇静的情况下进行复位。

– 超声引导可用于关节穿刺和骨折的血肿内阻滞。

- 需经常结合各向异性现象来区分肌腱和周围组织。
- 肌腱病变常显示为低回声性缺损。因为各向异性也会产生这种情况，因此需调节探头位置并结合长轴和短轴来判断是否为真实病变[1]。
- 轻度压迫有助于判别轻微的骨折。

（孟岩 译 卞金俊 校）

参考文献

1. Dewitz A. Chapter 18: Musculoskeletal, soft tissue, and miscellaneous applications. In: Ma OJ, Mateer JR, Reardon RF, Joing SA, editors. Emergency ultrasound. 3rd ed. China: McGraw-Hill Education; 2014. p. 503–68.

2. Dawson M, Mallin M. Introduction to bedside ultrasound: volumes 1 and 2. Lexington, Kentucky: Emergency Ultrasound Solutions; 2012.

3. Abbasi S, Molaie H, Hafezimoghadam P, et al. Diagnostic accuracy of ultrasonographic examination in the management of shoulder dislocation in the emergency department. Ann Emerg Med. 2013;62(2):170–5.

4. Padrez K, Bress J, Jonhnson B, Nagdev A. Bedside ultrasound identification of infectious flexor tenosynovitis in the Emergency Department. The West J Emerg Med. 2015;16(2):260–2.

5. Razek AAKA, Founda NS, Elmetwaley N, Elbogdady E. Sonography of the knee joint. J Ultrasound. 2009;12(2):53–60. https://www.ncbi.nlm.nih.gov/pmc/articles/PMC3553228/. Accessed 27 April 2017.

6. Lawande AD, Warrier SS, Joshi MS. Role of ultrasound in evaluation of peripheral nerves. Indian J Radiol Imaging. 2014;24(3):254–8. https://www.ncbi.nlm.nih.gov/pmc/articles/PMC4126140/. Accessed 27 April 2017.

7. Wong SM, Griffith JF, Hui AC, et al. Carpal tunnel syndrome: diagnostic usefulness of sonography. Radiology. 2004;232(1):93–9.

第7章 腹主动脉瘤的超声检查

　　腹主动脉瘤是一种潜在的致命性疾病，具体取决于动脉瘤的大小和特征。超声可快速有效地评估主动脉上是否存在动脉瘤或夹层并判断近期破裂的相对风险。为做到这一点，超声检查者需要学习如何准确地显示动脉瘤并测量其直径。本章内容旨在向初学者介绍如何测量这些数据并如何克服这些测量的局限性。主要内容包括实施主动脉超声的适应证、基本解剖和病变的解读。

7.1 临床应用与适应证

- 腹痛、侧腹痛、低血压、晕厥时排查主动脉病变或筛查高危人群：
  - 常见病变包括腹主动脉瘤（AAA）、夹层和血栓形成。

7.2 正常主动脉解剖

- 腹主动脉始于第12胸椎处膈肌主动脉裂孔处。
- 腹主动脉为腹膜后结构，走行于脊柱前方于脐或第二腰椎水平分为髂动脉。
- 正常主动脉为无回声腔，外径的最大直径小于3.0cm[1-3]。
  - 直径男性平均为2.1cm，女性平均为1.8cm[1]。
- 在髂动脉分叉水平主动脉逐渐变细并由于腰椎前凸而略向前行。

本章在线补充电子资源（视频）：
https://doi.org/10.1007/978-3-319-68634-9_7

- 横切面解剖
  - 主动脉位于中线左侧，脊柱前方，与其右方的下腔静脉（IVC）相邻。

    图7.1——主动脉横切面

    视频7.1——正常主动脉横切面
  - 腹腔干是腹主动脉的第一根分支：

    发自主动脉前壁。

    腹腔干分为右侧的肝总动脉和左侧的脾动脉，可呈现为"海鸥征"[3]。

    腹腔干与肠系膜上动脉可共享同一条主干，这是正常变异。

    图7.2——腹腔干的海鸥征

    视频7.2——腹腔干
  - 肠系膜上动脉是腹主动脉的第二根分支：

    发自腹主动脉前壁，位于腹腔干下方。

    图7.3——肠系膜上动脉

    视频7.3——肠系膜上动脉
  - 肾动脉发自腹主动脉的两侧，约于肠系膜上动脉下方2cm：

    右肾动脉跨过下腔静脉后方。

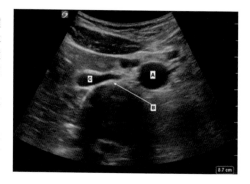

图7.1 主动脉横切面：正常主动脉横切面为高回声壁围绕低回声中心的环形结构（A），通常直接位于椎体（B）前方或侧面。下腔静脉（C）通常呈塌陷状，可于患者右侧观察到

图7.4——肾动脉

视频7.4——肾动脉

图7.2 腹腔干的海鸥征：腹腔干（C）发自主动脉（A），并分支为肝动脉（B）和脾动脉（D）

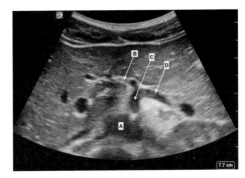

图7.3 肠系膜上动脉：肠系膜上动脉是腹主动脉的第二支重要主干，位于腹腔干下方

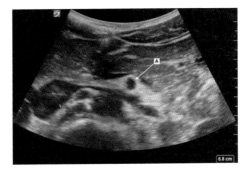

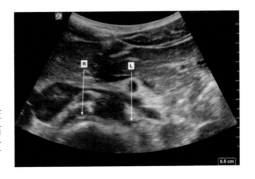

图7.4 肾动脉：左肾动脉（L）与右肾动脉（R）分支起始部

- 肾动脉远端的腹主动脉分支为生殖动脉（睾丸与卵巢动脉），随后为肠系膜下动脉，它们在超声下均难以观察[1]。
- 腹主动脉于脐水平分支为左右髂总动脉：
  图7.5——腹主动脉分支
  视频7.5——腹主动脉分支
- 矢状面解剖
  - 腹主动脉矢状切面可表现为单一的连续管状结构，位于脊柱前方：
    图7.6——腹主动脉矢状切面
    视频7.6——腹主动脉矢状切面

图7.5 腹主动脉分支：在脐水平，腹主动脉分为左右髂总动脉（箭头所示）

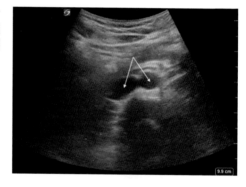

图7.6 腹主动脉矢状切面：肠系膜上动脉（B）和腹腔干（C）水平的腹主动脉（A）矢状切面

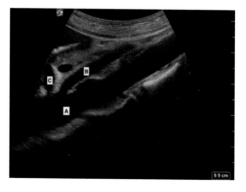

7.3 图像的采集

（1）探头选择

- 凸阵探头。
- 相控阵探头。

（2）患者体位

- 嘱患者取平卧位以获取最佳成像。
- 如果肠气干扰严重，则可采取左或右侧卧位。

（3）标准切面

- 横断切面：
  - 将探头置于上腹部剑突下，标记指向患者右侧。
  - 保持探头垂直于主动脉长轴，顺着主动脉向下扫描直至脐水平出现分支为止：

    图7.7——主动脉横断切面的探头位置

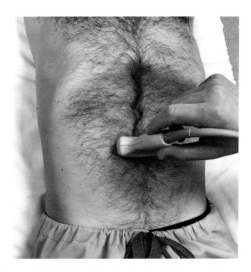

图7.7 主动脉横断切面的探头位置：自剑突下方开始，以横切面的方向从近端至远端分支处扫描以观察主动脉

- 矢状切面
  - 将探头置于上腹部，探头标记指向头侧。
  - 图7.8——主动脉矢状切面的探头位置
- 在横切面或前后位切面测量腹主动脉的直径，为外壁直径。
  - 图7.9——正常近端腹主动脉的测量
  - 图7.10——正常远端腹主动脉的测量

图7.8 腹主动脉矢状切面的探头位置：将探头标记指向患者头侧来观察腹主动脉的矢状切面。向上或向下移动探头来观察整个腹主动脉

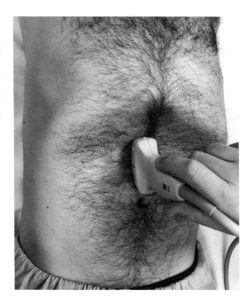

图7.9 正常近端腹主动脉的测量：腹主动脉近端外径的测量

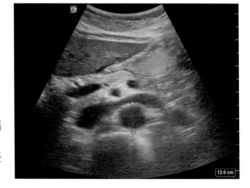

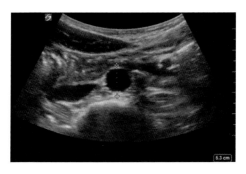

图7.10 正常远端腹主动脉的测量：腹主动脉远端外径的测量

7.4 腹主动脉病变

（1）腹主动脉瘤

- 定义为腹主动脉直径超过3.0cm[1-3]。
- 通常为肾下型[1]。
- 可能表现为梭形或囊状（少见）：
  - 梭形动脉瘤是指主动脉周径的均一的向心性扩张[1]：

    图7.11——梭形动脉瘤的矢状切面

    视频7.7——梭形动脉瘤的矢状切面

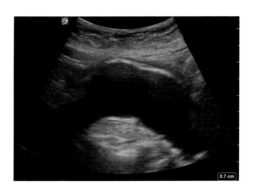

图7.11 梭形动脉瘤：梭形动脉瘤矢状切面显示均一的向心性扩张

129

图7.12——梭形动脉瘤的横断切面

视频7.8——梭形腹主动脉瘤的横断切面

- 囊状动脉瘤是指主动脉壁的局限性囊样突出[1]:

图7.13——囊状动脉瘤

- 腹主动脉瘤内常可见附壁血栓，中间可见有血流通过的管腔。

- 需测量腹主动脉瘤的外径至外径的距离，包含可能存在的血栓，注意避免仅测量中间管腔的内径。

图7.14——伴血栓形成的腹主动脉瘤

视频7.9——伴血栓形成的腹主动脉瘤

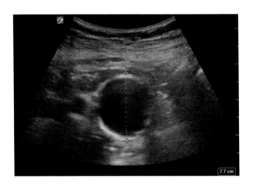

图7.12　腹主动脉瘤：梭形动脉瘤横断切面外径超过3.0cm

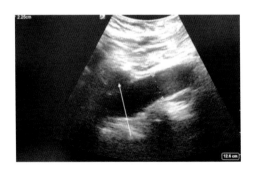

图7.13　囊状动脉瘤：注意此处矢状切面显示的主动脉局部囊样突出产生的囊状动脉瘤

（2）腹主动脉夹层

- 夹层是指动脉（本章为主动脉）内膜撕裂使血流进入动脉壁的分层之间产生假腔。
- 存在夹层内膜瓣时在主动脉腔内可显影：
  - 表现为穿过动脉腔的线性高回声带。
  - 图7.15——主动脉夹层
  - 视频7.10——主动脉夹层

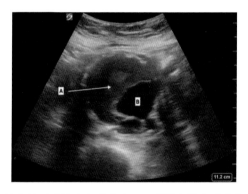

图7.14 伴血栓形成的腹主动脉瘤：严重扩张的主动脉伴血栓形成（A）。注意有连续血流的小面积区域（B）

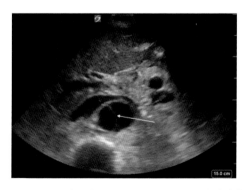

图7.15 夹层：在主动脉中部可见强回声夹层内膜瓣（箭头所示）

- 需从多切面观察以鉴别夹层和伪像。
- 图7.16——伪像
- 视频7.11——伪像
- 横断切面的彩色多普勒扫描可观察到主动脉内只有一部分血流通过[1]，而假腔无血流，或者在假腔处存在湍流。
  - 图7.17——夹层的彩色多普勒表现
  - 视频7.12——夹层的彩色多普勒表现

图7.16 伪像：本图展示的双层主动脉壁为镜像伪像（箭头所示）。注意此处内膜瓣无起始与终点，而只是位于与另一根血管毗邻的血管壁处，因此应怀疑是否为伪像，可从多个切面进行观察有助于鉴别

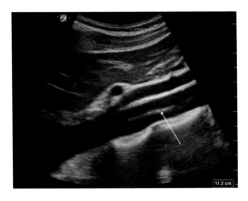

图7.17 夹层的彩色多普勒表现：夹层的彩色多普勒可显示主动脉夹层处的湍流（箭头所示）

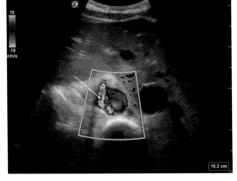

要点

- 肠气干扰可影响全部或部分主动脉的成像。
  - 为改善成像：
  尝试翻转患者。
  尝试以冠状面显示主动脉。
  以探头用力压迫腹部以驱离肠气。
  等候一小段时间待肠蠕动使肠气前移后再重新扫描。
- 肥胖患者可能会干扰腹主动脉瘤的评估。
  - 嘱患者取左或右侧卧位可能有助于避免腹部脂肪堆积的干扰。
- 大部分腹主动脉瘤为肾下型，因此，扫描主动脉全长至关重要[1]。
- 需注意在测量主动脉直径时要应用横切面和矢状面两个切面来保证准确性：
  - 在矢状切面可能发生轴旁测量，即测量的径线并非血管的正中央，从而导致真实直径测量偏小[3]。
- 超声对主动脉破裂的诊断并不敏感：
  - 大部分腹主动脉瘤破裂可引起腹膜后出血，这在超声下很难显示。

（孟岩　译　卞金俊　校）

参考文献

1. Reardon RF, Clinton ME, Madore F, Cook T. Chapter 9: Abdominal aortic aneurysm. In: Ma OJ, Mateer JR, Reardon RF, Joing SA, editors. Emergency Ultrasound. 3rd ed. China: McGraw-Hill Education; 2014. p. 225–46.
2. Wu S, Blackstock U, Lewiss R, Saul T, Bagley W. Focus on: bedside ultrasound of the abdominal aorta. ACEP News Website. May 2010.

https://www.acep.org/Clinical---Practice-Management/Focus-On--Bedside-Ultrasound-of-the-Abdominal-Aorta/. Accessed 17 April 2017.

3. SonoSim Ultrasound Training Solution [Video]. Santa Monica, CA: SonoSim Inc.; 2017.

第8章　胆道系统超声

腹部疼痛是患者最常见的就医原因之一。右上腹疼痛及相关病因如胆囊炎、胆石症等可以出现在各类医疗机构，如家庭医生、急诊、重症监护病房、普通病房或长期看护机构的患者人群中。超声诊断对于评估胆囊及其周围结构相关疾病是一种有效、便捷及经济的手段。本章将重点关注胆囊超声、胆囊及胆道系统解剖结构、影像采集及病变的解读。

8.1　临床应用与适应证

- 评估右上腹疼痛原因，尤其是胆囊炎、胆石症及胆总管结石。

8.2　正常胆囊解剖

- 胆囊是一个充满液体的中空结构，位于肝后胆囊窝内、肾中靠前、下腔静脉旁。
- 胆囊分为三个独立区域：底部、体部和颈部。
  - 体部及底部存储胆汁，体积随患者用餐情况而改变。
  - 颈部和与其相连的胆囊管一起构成胆总管，与肝总管相连。
  - 正常情况下，完全扩张的胆囊体积不大于8cm×4cm；胆囊平均尺寸为长6.16±1.09cm，高2.75±0.58cm，宽2.98±0.59cm[1]。

本章在线补充电子资源（视频）：
https://doi.org/10.1007/978-3-319-68634-9_8

- 胆囊壁正常厚度小于3mm[2-4]:

  平均胆囊壁厚2.29 ± 0.525mm[3]。

- 胆总管

  - 胆总管走行于门静脉前方，常处于肝动脉右侧[2]并构成门脉三联管。

8.3 图像概述

（1）探头选择

- 凸阵探头

- 相控阵探头

（2）患者体位

- 患者仰卧位。

- 左侧卧位能够使胆囊从胸廓下移出并贴近皮肤，从而更易于成像。

- 深呼吸并屏气也能够将胆囊从胸廓下移出以便于成像。

（3）标准检查视野

- 长轴方向胆囊图像

  - 首先将探头置于肋骨缘下锁骨中线处，探头标记指向头部。

  - 沿肋骨边缘侧向移动探头直到找到胆囊，通常位于乳头线与腋前线之间。

  - 胆囊定位后，转动探头对胆囊长轴进行成像以获取长轴视图。

  - 从左至右扇面滑动探头对胆囊进行扫描：

    图8.1——胆囊长轴切面

    视频8.1——胆囊长轴切面

- 短轴胆囊图像

  - 逆时针转动探头约90°获取短轴影像。探头标记应指向患者右侧。

- 从底部到颈部滑动探头扫查胆囊：

  图8.2——胆囊短轴切面

  视频8.2——胆囊短轴切面

- 在短轴视图测量胆囊前壁厚度
  - 避免在侧面或后面测量胆囊壁厚度。这些区域的超声伪像（边缘伪像、声影及后方回声增强伪像）会干扰测量精度。

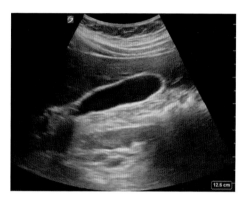

图8.1　胆囊长轴切面：沿长轴方向的胆囊图像

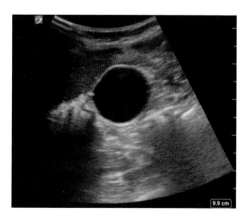

图8.2　胆囊短轴切面：沿短轴方向的胆囊图像

- 短轴如果无法获取胆囊前壁的清晰图像，则测量紧邻肝长轴方向的胆囊壁厚度。

  图8.3——短轴胆囊前壁的测量

  图8.4——长轴胆囊壁的测量

- 胆总管成像
  - 将探头置于肋缘下方锁骨中线位置，并垂直于肋缘，探头标记指向头部。
  - 定位胆囊，然后向患者右侧转动探头查找门静脉。
  - 定位门静脉，它是一个位于胆囊颈后的高回声壁静脉。转动探头使门静脉沿长轴显示。

    图8.5——门静脉

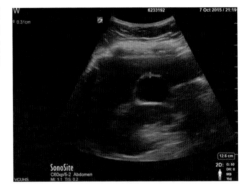

图8.3 沿短轴胆囊的测量：理想情况下，胆囊壁厚度应在短轴前壁最厚处测得

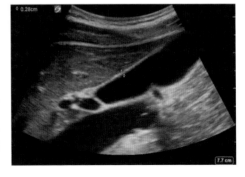

图8.4 长轴胆囊壁的测量：如果短轴无法获得前壁测量数值，则在紧邻肝处最厚位置测量胆囊壁厚度

- 胆总管可在平行于门静脉的前方发现，图像上仿佛
  与门静脉共享同一管壁。

  图8.6——胆总管

  视频8.3——胆总管

- 通常胆总管与肝动脉难以区分。

  使用彩色多普勒可有助于确认胆总管。

  门静脉和肝动脉在彩色多普勒上均显示为流体，而
  胆总管则不是。

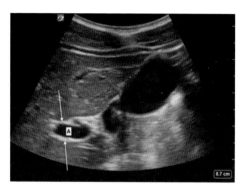

图8.5　门静脉：门静脉（A）具有较厚的高回声壁（箭头所示），
从而使其易在肝内被识别

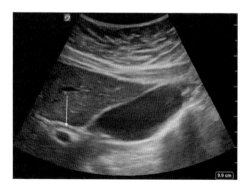

图8.6　胆总管：胆总管（箭头所示）位于门静脉前方

图8.7——彩色多普勒显示门脉三联管

视频8.4——彩色多普勒显示门脉三联管

- 横切面方向门脉三联管显示为三个低回声圆孔，通常称为"米奇征"[2]：

  较大的门静脉位于底部。

  较小的肝动脉位于门静脉处中部约2点钟方向。

  胆总管位于门静脉外侧约10点钟方向。

  图8.8——米奇征

- 从内壁至外壁测量胆总管直径：

  常规胆总管直径小于7mm[2]。

  图8.9——常规胆总管测量

  对于胆囊切除术后患者胆总管直径应小于10mm[5]。

图8.7 彩色多普勒显示门脉三联管：彩色多普勒可以帮助定位胆总管。门静脉及肝动脉均显示彩色血流，而胆总管则不显示

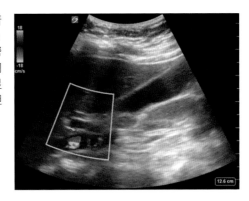

图8.8 米奇征：在横切面，门脉三联管将显示为三个低回声圆，常称为米奇征：胆总管（A）、肝动脉（B）以及门静脉（C）

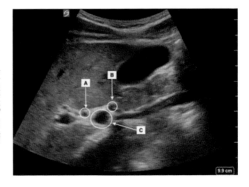

图8.9　常规胆总管测量：如图所示，胆总管测量应从胆囊内壁至胆囊外壁测量

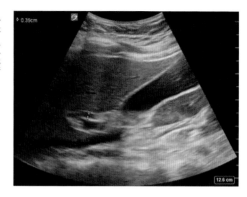

8.4　胆囊病变

（1）胆结石
- 胆结石是指胆囊内存在结石。
- 结石显示为高回声、圆形或椭圆形结构，位于胆囊内并显示为几乎完全的后部声影：
  - 图8.10——大型胆囊结石
  - 视频8.5——大型胆囊结石

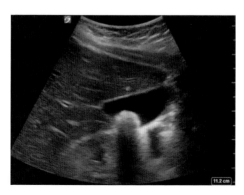

图8.10　大型结石：带有后部声影的大型结石

- 图8.11——多发小型结石
- 视频8.6——多发小型结石

- 胆囊结石经常会移动，因而转动患者身体会使结石在胆囊内移动。

- 囊壁-结石-声影（wall echo shadow，WES）征是表明胆囊内充满多枚结石[2]或单枚大型结石的特定指征[6]：
  - 有时称为"双弧线声影"征[6-7]。
  - 因为多枚结石的声影常常与肠气阴影相混淆，因而常常难以分辨[7-8]：
    胆结石形成干净的声影而肠气形成不规则阴影[8]。
  - 此类发现也会妨碍胆囊结构的显示：
  - 图8.12——沿短轴方向的囊壁-结石-声影征
  - 图8.13——沿长轴方向的囊壁-结石-声影征
  - 视频8.7——囊壁-结石-声影征

（2）胆泥淤积
- 指微粒状固体沉积在胆汁内但尚未形成结石。
- 胆泥在胆囊内显示为重力依赖方式相关的流体层高回声。
- 胆泥随患者体位变动而运动。
- 图8.14——胆泥淤积
- 视频8.8——胆泥淤积

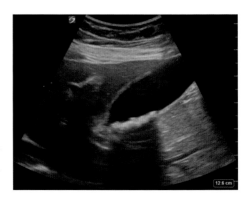

图8.11 多发结石：带有后部声影的多发小型结石

图8.12 沿短轴方向的囊壁-结石-声影征：当胆囊包裹多枚小结石或一枚大结石时超声所见的囊壁-结石-声影征（箭头所示）

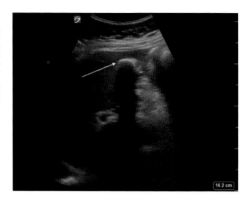

图8.13 沿长轴方向的囊壁-结石-声影征：沿长轴方向视图描绘了一个充满结石几乎不剩空间的胆囊

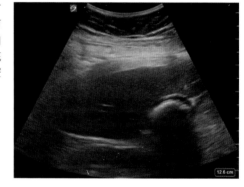

图8.14 胆泥淤积：胆泥显示为无后部声影、胆囊重力依赖部位的高回声流体层

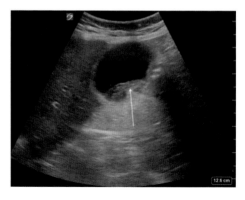

（3）急性胆囊炎

- 指胆囊炎症。
- 与急性胆囊炎相符的超声表现为胆囊壁增厚、胆囊周围积液及超声莫菲征[2]：
  - 视频8.9——急性胆囊炎
- 胆囊壁增厚：
  - 胆囊前壁厚度大于3mm[2-4]。
  - 图8.15——囊壁增厚的短轴视图
  - 图8.16——囊壁增厚的长轴视图
- 胆囊周围积液：
  - 炎症后形成环绕胆囊的积液
  - 显示为肝和胆囊间的低回声带
  - 图8.17——胆囊周围积液
  - 视频8.10——胆囊周围积液
- 超声莫菲征
  - 定义为在直视下通过探头压迫患者胆囊时可重现疼痛。

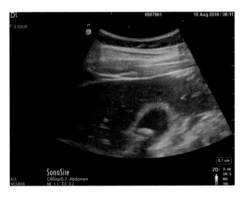

图8.15 囊壁增厚的短轴视图：胆囊前壁测得5mm，符合胆囊壁增厚，考虑急性胆囊炎

（4）慢性胆囊炎

- 因反复发作急性胆囊炎导致纤维化而表现为胆囊收缩且囊壁增厚。

（5）非结石性胆囊炎

- 与胆结石所致急性胆囊炎类似，但胆囊内无结石。
- 典型表现为胆囊扩张，囊壁增厚且伴有泥状回声。

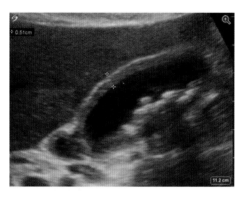

图8.16 囊壁增厚的长轴视图：胆囊壁厚5.1mm，符合胆囊壁增厚，考虑急性胆囊炎

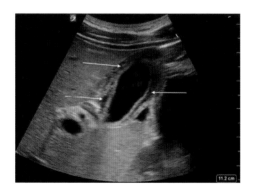

图8.17 胆囊周围积液：在胆囊和肝间可见因炎症及可能的急性胆囊炎造成的胆囊周围积液（箭头所示）

- 最常见于因创伤、手术、烧伤、脓毒症及行动不便等原因所致胆囊功能减弱的患者[9]。
  - 图8.18——非结石性胆囊炎
  - 视频8.11——非结石性胆囊炎

（6）气肿性胆囊炎

- 胆囊炎罕见类型，因产气菌在胆囊壁内形成气体导致胆囊坏死[2]。
- 显示为沿胆囊前壁带有混响伪像[10]或"脏"声影的胆囊壁内小型高亮回声区域。
- 常与非结石性胆囊炎相伴。
- 如未进行治疗常发展为坏疽型胆囊炎并穿孔。

（7）胆囊息肉

- 胆囊壁无声影非移动性赘生物。
- 通常为偶发性：
  - 极少发展为恶性。
  - 如果位于胆囊颈部附近且体积巨大可导致梗阻。
  - 图8.19——胆囊息肉

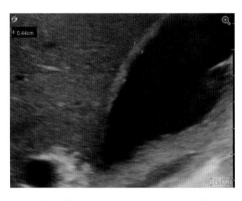

图8.18 非结石性胆囊炎：在无结石情况下增厚的胆囊壁

图8.19 胆囊息肉:
胆囊壁赘生物,无
后部声影且不随患
者运动而移动

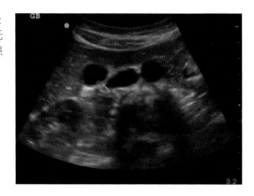

8.5 胆总管病变

- 胆总管扩张
  - 普通患者直径大于7mm或胆囊切除术后患者大于
    10mm时考虑胆总管扩张。
  - 一般直径随年龄增长而增大。
  - 最常见原因为梗阻,一般因胆囊充满结石、胆总管/
    胰腺肿块或胆总管狭窄导致。
  - 图8.20——扩张的胆总管

图8.20 扩张的胆
总管:该患者胆总管
测量值为12.1mm,
表明为胆总管扩
张,常因阻塞所致

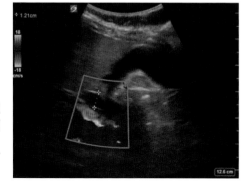

图8.21 胆总管结石：位于胆总管内的结石（箭头所示）

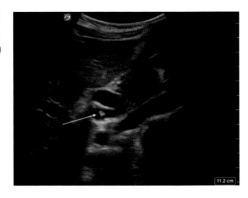

- 胆总管结石
  - 胆总管内结石。
  - 胆总管结石患者的超声影像发现通常只有胆总管扩张。这是因为胆总管末梢由于肠气覆盖难以观察到。
  - 图8.21——胆总管结石
  - 视频8.12——胆总管结石

要点
- 本章描述了通过将探头置于矢状平面而标记指向头部来定位胆囊，然后沿长轴显示胆囊的方法。也可以始于将探头置于横切面并通过相同步骤定位胆囊。
- 餐后患者一般胆囊较小呈收缩状态。收缩后的胆囊可显示为囊壁增厚[2]。
- 胆囊壁增厚在有些情况下与胆囊本身疾病无关，包括胰腺炎[2]、肝硬化、心力衰竭、肾衰竭及腹腔积液[2]。
- 小于2mm的结石可能无法看到后部声影[2]。

（郭芳琪 译 赵佳琦 校）

参考文献

1. Adeyekun AA, Ukadike IO. Sonographic evaluation of gallbladder dimensions in healthy adults in Benin City, Nigeria. West Afr J Radiol. 2013;20(1):4–8. http://www.wajradiology.org/article.asp?issn=1115-3474;year=2013;volume=20;issue=1;spage=4;epage=8;aulast=Adeyekun. Accessed 24 April 2017.

2. Lewiss RE, Theodoro DL. Chapter 10: hepatobiliary. In: Ma OJ, Mateer JR, Reardon RF, Joing SA, editors. Emergency ultrasound. 3rd ed. China: McGraw-Hill Education; 2014. p. 247–72.

3. Mohammed S, Tahir A, Ahidjo A, Mistapha Z, Franza O, Okoye I, Shugaba A. Sonographic gallbladder wall thickness in normal adult populations in Nigeria. South Afr J Radiol. 2010;14(4):84. https://www.ajol.info/index.php/sajr/article/view-File/70566/59167. Accessed 24 April 2017.

4. Blackstock U, Wu S, Lewiss R, Saul T, Bagley W. Focus on: bedside biliary ultrasound. ACEP News Website. November 2010. https://www.acep.org/Content.aspx?id=64648. Accessed 24 April 2017.

5. Sharma S, Goyal S, Goyal RA. Prospective study to determine the effect of cholecystectomy on common bile duct diameter in Indian population. Int J Clin Exp Physiol. 2015;2(1):61–5. http://www.ijcep.org/article.asp?issn=2348-8832;year=2015;volume=2; issue=1;spage=61;epage=65;aulast=Sharma. Accessed 24 April 2017.

6. Datta A, Garg N, Lema PC. The significance of the wall echo shadow triad on ultrasonography: a case series. Crit Ultrasound J. 2010;2(3):107–8. http://link.springer.com/article/10.1007/s13089-010-0038-z. Accessed 24 April 2017.

7. Raptopoulos V, D'Orsi C, Smith E, Reuter K, Moss L, Kleinman P. Dynamic cholecystosonography of the contracted gallbladder: the double-arc-shadow sign. Am J Roentgenol. 1982;138(2):275–8. http://www.ajronline.org/doi/pdf/10.2214/ajr.138.2.275. Accessed 24 April 2017.

8. Brown BS, Hoffmann B, Noble VE. Chapter 45: emergency biliary ultrasonography. In: Adams JG, Barton ED, Collings J, PMC DB, Gisondi MA, Nadel ES, editors. Emergency medicine: clinical essentials. 2nd ed. Philadelphia, PA: Saunders, an imprint of Elsevier Inc.; 2013. p. 370–81.

9. Huffman JL, Schenker S. Acute acalculous cholecysrtitis: a review. Clin Gastroenterol Hepatol. 2010;8(1):15–22. http://www.cghjournal.org/article/S1542-3565(09)00880-5/pdf. Accessed 24 April 2017.

10. Smith EA, Dillman JR, Elsayes KM, Menias CO, Bude RO. Cross-sectional imaging of acute and chronic gallbladder inflammatory disease. Am J Roentgenol. 2009;192(1):188–96. http://www.ajronline.org/doi/full/10.2214/AJR.07.3803. Accessed 15 June 2017.

第9章 肾与膀胱超声

　　泌尿系统的床旁超声主要集中于肾和膀胱。通常，肾脏超声主要是用来评估伴有肾结石症状体征的患者肾积水和（或）肾结石的情况。也经常被用来探查膀胱以测量尿潴留患者的膀胱容量，或评估留置尿管患者出现大量血尿和疼痛的原因。有时检查中还可偶然发现有必要进行进一步处置的膀胱或肾肿物，所以操作者需要学习如何识别这些结构。本章将讨论基本的生殖泌尿系统解剖、图像采集、正常超声解剖和病变的解读。

9.1 临床应用与适应证

- 评估腹痛、侧腰痛、盆腔痛、血尿和尿潴留的原因。
  - 常见病变包括肾结石、输尿管结石、肾肿瘤、肾积水、输尿管积水、前列腺肥大、膀胱肿瘤和尿管异常。
- 测算膀胱容量。

9.2 泌尿生殖系统解剖

- 肾
  - 成对的腹膜后结构。
    右肾位于肝下方。
    左肾位于脾下方。
  - 肾包膜围绕着肾和肾周脂肪。
  - 包膜深处即为肾实质，包括肾皮质、髓质和肾椎体。

本章在线补充电子资源（视频）：
https://doi.org/10.1007/978-3-319-68634-9_9

151

- 肾椎体将尿液排入肾小盏，肾小盏形成肾大盏，最后形成肾盂。
- 肾门内为肾血管和连接输尿管的肾盂。

- 膀胱
  - 膀胱是一个可高度扩张的结构。
  - 大部分膀胱壁由逼尿肌组成[1]。
  - 发自双肾的输尿管在膀胱三角处汇入膀胱。

9.3 图像的采集

1. 探头选择

（1）凸阵探头。
（2）相控阵探头。

2. 患者体位

（1）平卧位。
（2）有时为了让左肾更贴近皮肤表面需要取右侧卧位。

3. 标准检查切面

（1）右肾
- 将探头置于右腋前线肋缘下方，探头标记指向头侧。
- 肝可作为透声窗来显示右肾。
- 以长轴来显示肾。
  - 图9.1——右肾
  - 视频9.1——右肾
  - 肾包膜显示为高回声亮白色。
  - 肾包膜内为肾实质，包括低回声的外侧肾皮质和无回声的肾椎体[1]。
- 将探头逆时针旋转90°来观察肾脏短轴切面。
  - 图9.2——右肾短轴切面

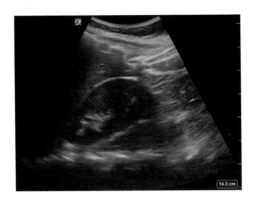

图9.1 右肾：长轴切面中右肾与肝毗邻

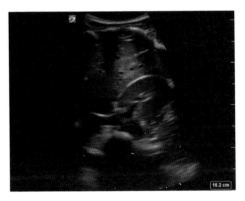

图9.2 右肾短轴切面：短轴切面中肾显得更圆

– 视频9.2——右肾短轴切面
- 也可将探头置于前方肋缘下来观察右肾，标记指向头侧。

（2）左肾
- 将探头置于腋中线左后方肋缘下部位，标记指向头侧。
- 脾可作为透声窗来显示左肾。
- 通常左肾位置比右肾高，因此可能需要将探头放在更高的位置，有时可高达第10或第11肋间隙。

- 图9.3——左肾长轴切面
- 视频9.3——左肾长轴切面
- 逆时针旋转探头90°来观察左肾短轴切面。
  - 图9.4——左肾短轴切面
  - 视频9.4——左肾短轴切面

（3）膀胱

- 将探头置于耻骨上方，向下倾斜，探头方向指向右侧来获得横断切面。
  - 图9.5——膀胱横断切面
  - 视频9.5——膀胱横断切面

图9.3　左肾：长轴切面上左肾毗邻脾

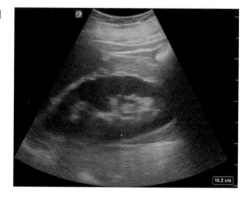

图9.4　左肾短轴切面：短轴切面可见左肾与脾毗邻

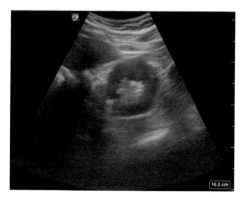

- 为获取长轴矢状切面，可旋转探头90°，标记指向头侧。
  - 图9.6——膀胱矢状切面
  - 视频9.6——膀胱矢状切面
- 膀胱为液性无回声器官，由薄层高回声线包绕，即膀胱壁。

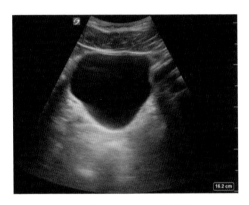

图9.5 膀胱横断切面：膀胱的横断切面

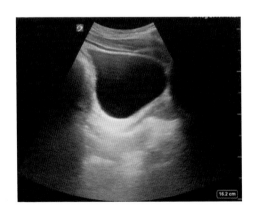

图9.6 膀胱矢状切面：膀胱后方回声增强为充满液体器官的正常表现

- 女性患者的子宫位于膀胱后上方。
  - 图9.7——膀胱后方的子宫
- 男性患者的前列腺为低回声圆形结构，位于膀胱后方。
  - 图9.8——膀胱后方的前列腺
- 正常排空的膀胱壁厚5mm，充盈时3mm[2]。
  - 图9.9——正常膀胱壁厚
- 横切面中可观察到输尿管尿流，为尿液进入膀胱的表现。
  - 视频9.7——输尿管尿流
  - 彩色或Power多普勒可有效展示这一过程。
  - 图9.10——彩色多普勒显示的输尿管尿流
  - 视频9.8——彩色多普勒显示的输尿管尿流
- 膀胱容量的测量
  - 膀胱容量由高度、宽度和深度估算。

    大部分超声机器内置有膀胱容量计算器。

    或者用以下公式进行计算：容量=长度（L）×宽度（W）×高度（H）×0.75（L×W×H×0.75）[3]。

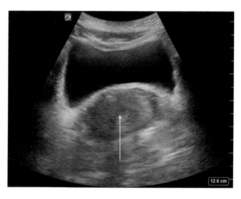

图9.7　膀胱后方的子宫：女性患者的子宫位于膀胱正后方（箭头所示）

图9.8　膀胱后方的前列腺：男性患者的前列腺位于膀胱后方（箭头所示）

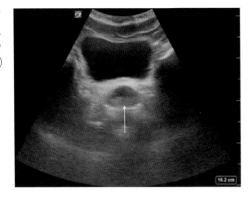

图9.9　正常膀胱壁厚：膀胱壁测量值为0.15cm。正常排空的膀胱壁厚小于5mm，充盈时小于3mm

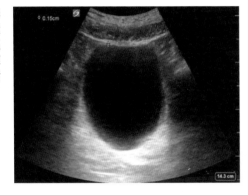

图9.10　彩色多普勒显示的输尿管尿流：横切面中可观察到输尿管尿流，代表着尿液进入膀胱。彩色多普勒可增强输尿管尿流的显示

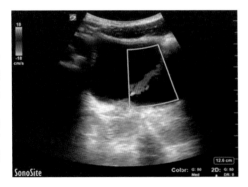

图9.11 横断切面膀胱容量的测量：横断切面中，横跨膀胱测量长度（L），从前向后测量宽度（W）

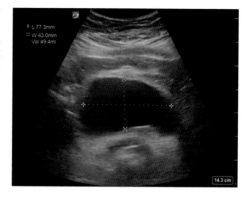

图9.12 矢状切面膀胱容量的测量：在矢状切面，从上至下测量膀胱高度（H）

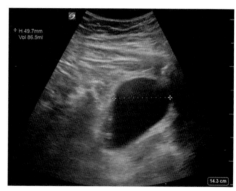

- 宽度和深度在横断切面中测量。

  图9.11——横切面中膀胱容量的测量

- 高度可在长轴矢状切面测量，从尾端至头端。

  图9.12——矢状切面中膀胱容量的测量

- 正常排空后膀胱残余容量应小于50ml[2]。

9.4 肾病变

（1）肾积水

- 由于内源性或外源性梗阻引起的肾集合系统扩张。

  - 常见病因包括较大的输尿管结石、前列腺肥大、膀胱肿块和集合系统的外源性压迫。

- 表现为肾窦内无回声液体的积聚。
- 肾积水可分为轻度、中度和重度。
  - 轻度：肾盂扩张伴高回声肾窦内无回声[1]。

    图9.13——轻度肾积水

    视频9.9——轻度肾积水
  - 中度：肾大盏与肾小盏分离[1]。

    图9.14——中度肾积水

    视频9.10——中度肾积水

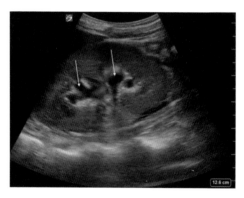

图9.13　轻度肾积水：集合系统轻度扩张（箭头所示）

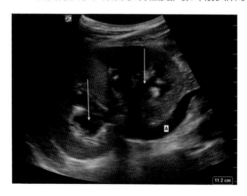

图9.14　中度肾积水：集合系统中度扩张（箭头所示）伴输尿管积水（A）

- 重度：可观察到肾皮质变薄[3]，肾盂、肾大盏和肾小盏明显扩张[3]。

  图9.15——重度肾积水

  视频9.11——重度肾积水

（2）输尿管积水

- 输尿管扩张。

- 可伴有严重肾积水。

- 图9.16——输尿管积水

- 视频9.12——输尿管积水

- 图9.17——输尿管积水的彩色多普勒表现

（3）肾结石

- 指肾内出现结石。

- 表现为明亮的高回声影，常位于肾盂或肾实质。

- 与胆囊结石一样，伴有后方声影。

- 极少情况下可在尿道中发现结石，常位于输尿管肾盂或输尿管膀胱连接处[3]。

- 图9.18——肾盂结石

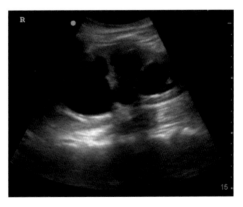

图9.15　重度肾积水：肾盂和集合系统明显扩张伴肾皮质变薄

图9.16 输尿管积水：输尿管可见于肾集合系统出口，此处可见扩张（箭头所示）

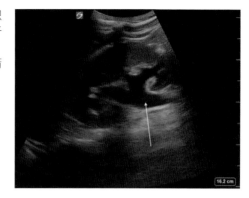

图9.17 输尿管积水的彩色多普勒表现：以彩色多普勒扫描输尿管来辨认输尿管并排除肾血管。输尿管（箭头所示）不会出现彩色声影

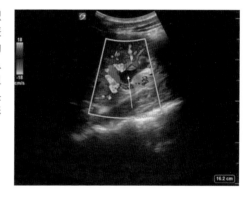

图9.18 肾盂结石：肾集合系统中可见较大的肾结石，伴后方声影。同时伴有重度肾积水和输尿管积水

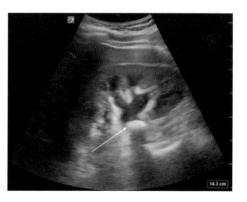

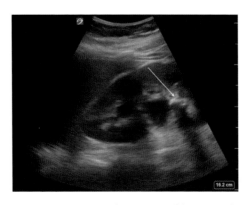

图9.19　肾实质结石：肾实质中可见结石（箭头所示），但是不会引起集合系统扩张

- 图9.19——肾实质结石
- 视频9.13——肾结石

（4）肾囊肿

- 肾实质中可能会出现异常的囊肿结构，可使正常肾的经典结构变形。
    - 更常见于老年患者。
- 超声下表现为无回声液性暗区。
- 囊肿壁光滑而薄，呈圆形或椭圆形，伴有后方身影增强，内部无回声或实性结构[3]。
    - 图9.20——单纯肾囊肿
    - 视频9.14——单纯肾囊肿
- 多囊肾可有多个不同大小的囊肿，通常为双侧。
    - 图9.21——多囊肾
    - 视频9.15——多囊肾

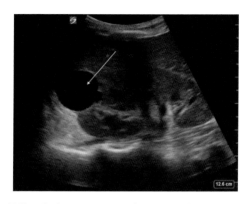

图9.20　单纯肾囊肿：大型肾囊肿（箭头所示），囊肿壁光滑而薄，内部为单纯的无回声液性暗区

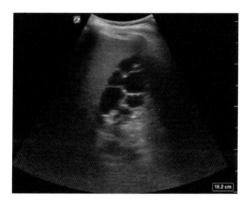

图9.21　多囊肾：肾脏内可见多个不同大小的囊肿，使正常结构发生变形

（5）肾肿物

- 是指肾实质内的良性或恶性增生性结构。
- 肾细胞癌在超声下表现为回声不均的占位，可为高回声、低回声或与肾实质等回声[3]。
- 同样也可表现为类似于囊肿的结构[3]。

163

9.5 膀胱病变

- 膀胱肿物
  - 膀胱良恶性肿瘤可表现为膀胱壁向腔内生长的不规则病灶或局部膀胱壁增厚[3]。
    图9.22——膀胱肿物
    视频9.16——膀胱肿物
  - 对于大量血尿的患者，应注意考虑膀胱肿物可能为膀胱内血肿。
    在该情况下，可适当冲洗膀胱后重新检查，看是否发生溶解或肿物形态发生改变。
    图9.23——膀胱血肿
    视频9.17——膀胱血肿
- 膀胱壁增厚
  - 膀胱壁不充盈时超过5mm或充盈时超过3mm应考虑为增厚[1]。
    膀胱不充盈时膀胱壁增厚可能为伪像所致。
  - 弥漫性膀胱壁增厚可有多个病因，包括放疗后膀胱炎、复发性尿路感染和神经源性膀胱。

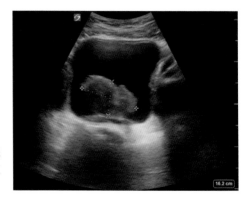

图9.22 膀胱肿物：该膀胱肿物为膀胱壁来源的不规则生长的较大占位

图9.23　膀胱血肿:如图所示,膀胱血肿易与膀胱肿瘤相混淆

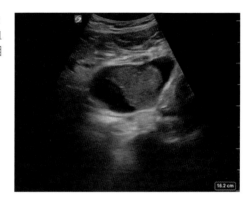

图9.24　膀胱壁增厚:整个膀胱的膀胱壁增厚

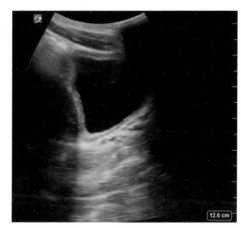

图9.24——膀胱壁增厚

- 局灶性膀胱壁增厚的原因可能包括血肿、良性或恶性肿瘤、息肉,膀胱炎偶尔也会出现。

- 前列腺增大
  - 正常前列腺应小于5cm[3]。
  - 超过5cm的前列腺为异常。
  - 前列腺增大可突入膀胱而被误认为是膀胱肿瘤。因此,对于任何异常应从多个切面进行观察。

- 良性前列腺增生症和前列腺癌在超声下可有相似的
  表现，对于前列腺增大的原因应进行进一步检查。
  图9.25——良性前列腺增生症引起的前列腺增大
  图9.26——前列腺癌导致的前列腺增大
  视频9.18——前列腺增大

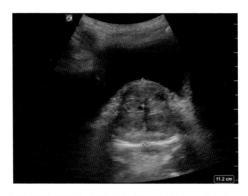

图9.25　良性前列腺增生症导致的前列腺增大：横断切面显示膀胱后方的前列腺均匀增大。基于这些特征，考虑可能为良性前列腺增生症。

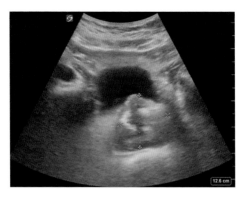

图9.26　前列腺癌导致的前列腺增大：前列腺增大伴异常与不规则回声提示前列腺癌可能性大

要点

- 评估肾积水时应考虑：
  - 妊娠期右侧肾积水较为常见。
  - 水摄入过多的肾正常患者和膀胱过度充盈患者可发生双侧轻度肾积水[1]，因此需要注意嘱患者排尿后复查肾脏以作比较。
  - 脱水患者可能无肾积水表现。
  - 大型腹主动脉瘤可能会压迫输尿管导致肾积水。
- 对于侧腰痛、肾绞痛症状或体征且年龄超过50岁的患者应考虑与腹主动脉瘤相鉴别。
- 对于不确定性潜在异常，可与对侧肾做对比。
- 肾囊肿应该表现为中心无回声的单纯性包块。如果肾囊肿复合有内部回声、分隔等表现应考虑恶性可能。

（金琪　译　赵珍珍　校）

参考文献

1. SonoSim Ultrasound Training Solution [Video]. Santa Monica, CA: SonoSim Inc.; 2017.
2. Patel U. Chapter 2: Imaging modalities used for assessment of the bladder. In: Patel U, editor. Imaging and urodynamics of the lower urinary tract. 2nd ed. Germany: Springer-Verlag London Limited; 2010. p. 9–21.
3. Seif D, Swadron S. Chapter 12: Renal. In: Ma OJ, Mateer JR, Reardon RF, Joing SA, editors. Emergency ultrasound. 3rd ed. China: McGraw-Hill Education; 2014. p. 319–52.

第10章 腹部超声

随着超声在日常患者床旁评估应用中的日益深入，其临床应用变得越来越普遍。目前超声可用于评估腹部病情如阑尾炎、小肠梗阻及肠套叠等。考虑到阑尾炎及肠套叠多发于年轻患者，超声的应用对于防止不必要的辐射尤为有利。本章将讨论进行腹部超声的适应证、腹部基本解剖、图像的采集、常规超声解剖以及病变图像的解读。

10.1 临床应用与适应证

- 考虑为阑尾炎、小肠梗阻、肠梗阻及肠套叠的急性腹痛。
- 腹水评估。
- 腹部游离气体评估。

10.2 正常腹部解剖

- 腹壁
  - 腹壁各层包括（由表及里）皮肤、皮下组织、浅筋膜、腹外斜肌、腹内斜肌、腹横肌、腹横筋膜、腹膜外脂肪及腹膜层[1]：
    神经、血管及淋巴贯穿各层。
- 阑尾
  - 为盲肠起源的盲端袋状器官，通常位于右下腹部：
    位置可因怀孕等情况偏向外侧或上方。

本章在线补充电子资源（视频）：
https://doi.org/10.1007/978-3-319-68634-9_10

- 小肠
  - 由十二指肠、空肠及回肠构成。
  - 为包含环状襞的管状结构。
- 大肠
  - 包括盲肠（及阑尾）、升结肠、横结肠、降结肠及乙状结肠、直肠和肛门。
  - 包含称为"结肠袋"的纵束。

10.3 图像的采集

（1）探头选择
- 凸阵探头
- 相控阵探头
- 线阵探头
  - 可应用于偏瘦患者或阑尾的检查

（2）患者体位及操作
- 患者应处于仰卧位，头部放平，膝盖弯曲以使腹部肌肉放松。

（3）标准检查视野
- 阑尾：
  - 以患者所指最为疼痛点为起始点用探头横向扫查，探头标记指向患者右侧：

    上下扫查以确定阑尾位置。

    末端回肠跨越腰大肌与盲肠连接[2]。

    阑尾起源于盲肠并通常在髂血管前可见。

    阑尾是一端封闭的可压缩管状结构，外径小于6mm。

    旋转探头90°使探头标记指向患者头部以获取矢状平面视图。

  - 也可将探头置于结肠肝曲处开始，沿升结肠扫查至盲肠。

- 使用探头在扫查区域逐步缓慢增加压力以尽量排除肠气从而获得更好的腹内结构图像。
- 正常阑尾可见蠕动且可压缩[3]。

- 小肠及大肠
  - 探头处于横切面，标识指向患者右侧开始。
  - 依次从患者上腹部、双侧腹股沟区及耻骨弓上区域扫查并采集图像。
  - 每隔数厘米轻压探头以评估肠体压缩性。
  - 正常大肠肠壁厚度小于4mm[3]。

10.4 腹部病变

（1）阑尾炎
- 阑尾部位的炎症
- 阑尾炎在超声上典型表现为具有不可压缩性、一端封闭的管状结构，外径大于6mm[3]：
  - 图10.1——阑尾炎
  - 视频10.1——阑尾炎

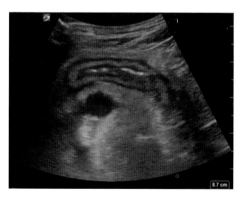

图10.1 阑尾炎。如图所示，一端封闭、不可压缩的管状结构可诊断为急性阑尾炎

- 图10.2——阑尾炎病例直径的测量
- 下列指征也考虑急性阑尾炎：
  - 靶环征外观：
    - 图10.3——靶环征
    - 视频10.2——靶环征
  - 带有后部声影的阑尾粪石[4]：
    - 图10.4—阑尾粪石
    - 视频10.3—阑尾粪石
  - 阑尾周围积液的观察[4]：
    - 图10.5——阑尾炎周围积液
    - 视频10.4——阑尾炎周围积液

图10.2 测得直径大于6mm的阑尾提示急性阑尾炎

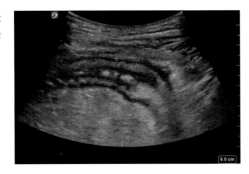

图10.3 靶环征：在短轴方向，急性阑尾炎常常看起来像靶环一样，因而得名

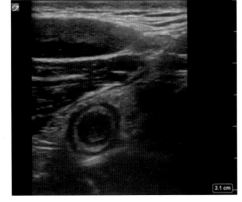

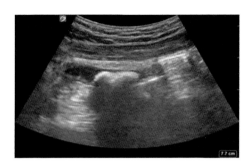

图10.4　阑尾粪石：在发炎的阑尾内可见高回声带有后部声影的团状结构，可能是粪石

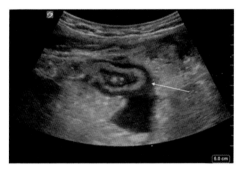

图10.5　阑尾炎周围积液：急性阑尾炎的另一个超声表现是阑尾周围积液（箭头所示）

- 肠壁厚度大于3mm[5]。
- 因脂肪条索造成的阑尾周边回声增强[6]。
- 彩色多普勒可用于显示急性阑尾炎血管分布的增加，常称为"火环征"[3]。
- 穿孔可通过积液、低回声团块或相邻肠壁的增厚来识别。
  - 也可能存在复杂脓性积液。

（2）小肠梗阻

- 食物及液体通过小肠时的机械性阻塞。
- 查找塌陷的可压缩小肠近端的扩张、不可压缩的小肠：
  - 小肠直径大于2.5cm，甚至通常可大于3.0cm[2]。

- 典型情况下，小肠内腔中存在积液及声波反射物质，呈螺旋状往复运动：
  - 图10.6——小肠梗阻
  - 视频10.5——小肠梗阻
- 因相对于小肠内容物突出的环状襞轮廓成像而呈现钢琴键样的键盘征。
  - 图10.7——键盘征
  - 视频10.6——键盘征

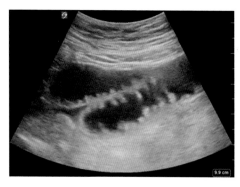

图10.6 小肠梗阻：小肠梗阻可通过直径大于2.5cm的不可压缩、扩张的小肠来识别，小肠内典型超声显示为漩涡状往复运动的回波反射

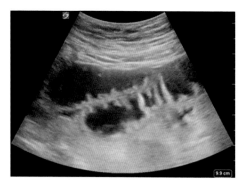

图10.7 键盘征：相对于小肠内容物，小肠梗阻因突出的环状襞而呈现为钢琴键状

图10.8 肠套叠: 肠套叠以一段肠体套叠在另一段外为特征。在横切面上,高低回声交替出现形成的同轴结构显示了套叠肠体层间结构及内填充的积液和内部残渣物质

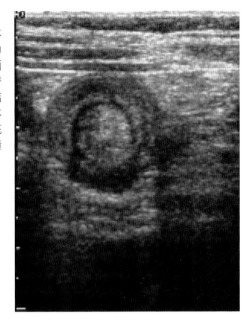

（3）大肠梗阻

- 粪便穿过大肠时的机械性阻塞。
- 典型情况下腹部外围可见阻塞近端的扩张结肠[2]。
- 扩张的结肠常导致结肠袋间隔更宽[3]。

（4）肠套叠

- 小肠的一段套叠至另一段内,常发生在回盲连接处。
- 在横切面,将呈现同心高低回声环状结构交替出现,肠体可见游离积液及内部残渣物质[3]:
- 称为"甜甜圈"或"靶环征"
  – 图10.8——肠套叠

（5）腹水

- 由各种病变导致的腹膜内游离积液,最常见原因为肝硬化。

- 腹水聚集于腹部下垂部位：
  - 图10.9——腹水
  - 视频10.7——腹水
- 详见第18章了解采集腹水标本的操作引导。

（6）气腹

- 因脏器穿孔产生的腹膜内游离气体。
- 在肝腹侧面上的右上象限[7]最容易检查到气腹表现。
- 游离气体显示为带有后部混响伪像的回声线[7]。
- 混响伪像也可以在腹部其他气体聚集的区域看到：
  - 图10.10——腹内游离气体
  - 视频10.8——腹内游离气体
- 也可能看到B线，即"脏"空气声影。

图10.9 腹水：腹水表现为腹腔内无回声的自由积液，常见肠体漂浮在内

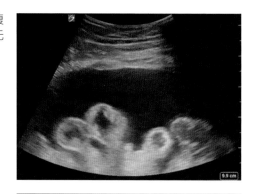

图10.10 腹腔内游离气体：此图为胃溃疡穿孔患者，腹腔内游离气体表现为带有混响伪像的回声线（箭头所示）

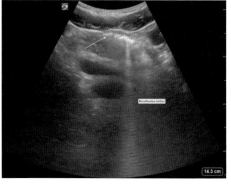

要点

- 当扫描腹部时，应有序地进行检查，以确保每个区域均被扫查到：
  - 可将腹部视为草坪以确保割草机经过每一片草地。
- 正常阑尾因尺寸较小，在非炎症状态下可见率不足15%[3]：
  - 看不到正常阑尾并不意味其不存在。
- 肠壁厚度超过4mm时可考虑结肠炎[3]：
  - 图10.11——增厚的肠壁
  - 视频10.9——增厚的肠壁

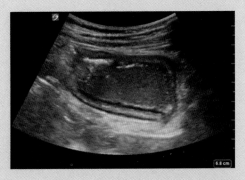

图10.11 增厚的肠壁：肠壁增厚超过4mm提示结肠炎，上图为全结肠炎患者的影像

（陈蕊 译 李永华 校）

参考文献

1. Gray JE, Mizell JS. Anatomy of the abdominal wall. UpToDate website. https://www.uptodate.com/contents/anatomy-of-the-abdominal-wall. Updated November 5, 2015. Accessed 17 Apr 2017.
2. Ogata M. Chapter 9: General Surgery Applications. In: Ma OJ, Mateer JR, Blaivas M, editors. Emergency ultrasound. 2nd ed. Columbus, OH: The McGraw-Hill Companies, Inc.; 2008. p. 193–228.

3. SonoSim Ultrasound Training Solution [Video]. Santa Monica, CA: SonoSim Inc.; 2017.

4. Chao A & Gharahbaghian L. Tips and tricks: ultrasound in the diagnosis of acute appendicitis. American College of Emergency Physicians website. https://www.acep.org/Content. aspx?id=101803. April 2015. Accessed 15 Apr 2017.

5. Paspulati RM. Chapter 23: Ultrasonography of Bowel Disorders. In: Dogra V, Rubens D, editors. Ultrasound secrets. Philadelphia, PA: Elsevier Health Sciences; 2004. p. 207–11.

6. Old JL, Dusing RW, Yap W, Dirks J. Imaging for suspected appendicitis. Am Fam Phys. 2005; 71(1):71–78. http://www.aafp.org/afp/2005/0101/p71.html. Accessed 15 Apr 2017.

7. Hefny AF, Abu-Zidan FM. Sonographic diagnosis of intraperitoneal free air. J Emerg Trauma Shock. 2011; 4(4):511–513. https://www.ncbi.nlm.nih.gov/pmc/articles/PMC3214511/. Accessed 17 Apr 2016.

第11章 妇科超声

在门诊诊所内，或者更确切的说在急诊科，女性患者经常提出盆腔疾病方面的主诉。幸运的是，随着超声知识的增加和技术进步，可以更全面地进行评估，且可避免患者暴露于不必要的辐射。当患者主诉急性盆腔疼痛或不正常阴道出血时，经阴道超声可获得盆腔器官的有用信息以辅助诊断。基于这一点，在绝大多数病例中，妇科问题最好采用超声检查。本章将重点介绍妇科超声的实施、基本的盆腔解剖、阴道超声的图像采集以及病变图像的解读。

11.1 临床应用与适应证

- 女性下腹部或者盆腔疼痛。
- 卵巢囊肿、卵巢扭转，或输卵管卵巢脓肿的评估。
- 评估子宫病理情况如子宫肌瘤和宫内节育器的位置。

11.2 正常妇科解剖

- 子宫和一对卵巢位于骨盆的中间，位于前面的膀胱及后面的直肠中间。
- 子宫是由外部肌层和子宫内膜组成的肌性器官。
  - 子宫典型位置是前倾位，即子宫底部或者子宫大部分位于膀胱上方并指向前方。
  - 或者子宫也可处于后倾位，即子宫宫底背离膀胱指向后方。

本章在线补充电子资源（视频）：
https://doi.org/10.1007/978-3-319-68634-9_11

- 子宫内膜厚度的周期性变化反映了月经周期，在每次月经期开始脱落，然后再次发育，为受精卵植入作准备。
- 育龄期妇女，子宫平均大小约7cm×4cm×5cm[1]。
- 双侧附件结构包括卵巢、输卵管和韧带。
  - 卵巢的形状为卵圆形。
  - 卵巢的大小根据患者的年龄和月经周期时间而不同。卵巢大小通常以体积计算，计算公式为长×宽×高×0.523[2]。

    正常绝经前妇女[2]卵巢体积小于20cm³ [3]，绝经后妇女卵巢体积小于10cm³ [3]。
  - 双侧输卵管分别发自子宫底部的一侧，像伞样结构靠近相连的卵巢。

11.3 图像的采集

（1）探头的选择
- 腔内探头：
  - 也被称为经阴道超声探头。
  - 手柄方向即为腔内探头的方向标记：

    图11.1——腔内超声探头

    图11.2——矢状面图像的探头位置

    图11.3——横切面图像的探头位置

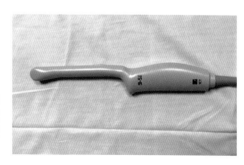

图11.1 腔内超声探头：腔内超声探头亦被称为阴道超声探头

图11.2　矢状面图
像的探头位置：为了
获得子宫纵切的图
像，探头把手或者标
记应该指向地面

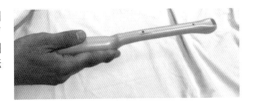

图11.3　横切面图
像的探头位置：获
得子宫或者卵巢横
切面图像时，探头
把手或者标记应朝
向患者的左边

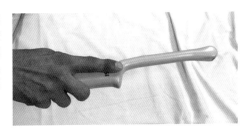

- 凸阵探头也可以用于经腹妇科超声检查。但是，经阴
  道超声获得的图像分辨率和质量更好，因而更有利于
  诊断。

（2）患者体位

- 患者取膀胱截石位，理想的是骨盆位于带有特定脚蹬
  的检查床上。
- 除了置入探头时需要直视，患者接受检查的整个过程
  均应被遮盖。
- 确保患者膀胱排空：
  - 膀胱充盈会引起检查时患者不舒服，同时还可使盆
    腔解剖失真及增加卵巢显影难度。

（3）标准切面

- 矢状切面：
  - 探头进入阴道内，标记指向地面，探头扫查垂直方
    向的图像。
  - 在此切面中，膀胱位于图像的左边，通过手部下压
    将探头指向顶部扫描可以更完整地观察到膀胱。

图11.4——膀胱矢状面超声图像

- 子宫在中间位置，应该从一侧到另一侧进行全面的扫查评估。

- 通过子宫内膜线确定子宫长轴，是子宫内从宫腔底部延伸至宫颈的高回声线。

图11.5——子宫长轴切面

视频11.1——子宫长轴切面

- 通过抬高手部将探头指向地面扫查，可以观察到后面的腔隙，也被称为子宫直肠陷凹或者道格拉斯陷凹：

图11.6——道格拉斯陷凹

视频11.2——道格拉斯陷凹

图11.4 膀胱矢状面超声图像：经阴道超声的矢状切面膀胱（五角星所示）位于子宫前方，或者在图像的左侧，横穿子宫中间的是子宫内膜线

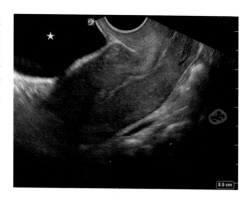

图11.5 子宫长轴切面：矢状切面的子宫图像从宫颈（图像右侧）延续至宫底部（图像左侧），子宫中间高回声反射为子宫内膜线

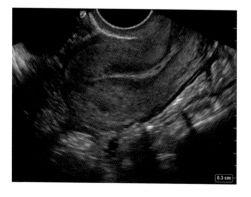

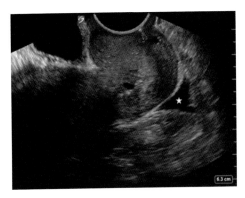

图11.6　道格拉斯陷凹：子宫直肠陷凹或称道格拉斯陷凹，位于子宫的后方和直肠的前方。陷凹内（五角星所示）有少量游离性液体，在育龄期妇女中是正常现象

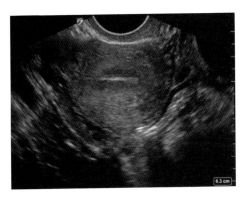

图11.7　子宫横断切面：在横断切面上，子宫呈短轴，子宫内膜显示为子宫中间的一小条水平线

- 横断切面
  - 通过子宫内膜线确定正中矢状切面，然后逆时针方向旋转探头90°，探头的标记指向患者左侧

    图11.7——子宫横断切面

    视频11.3——子宫横断切面

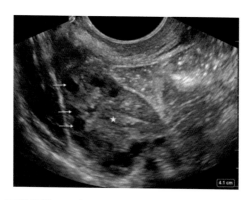

图11.8　正常卵巢：正常卵巢内许多小卵泡（箭头所示）位于髓质（五角星所示）周边的皮质内，形成"巧克力曲奇饼干"的外观

- 扇形旋转探头从上到下扫查子宫整个横断切面图像：
  下压手部扫查显示宫底部图像。
  上抬手部扫查显示宫颈图像。
- 将探头转向附件区域，首先以横断切面图像观察附件：
  将探头把手转至患者左侧，则探头朝向患者右侧，因而图像上显示右侧附件，反之亦然。
- 一旦探头指向所显示的附件，上下扇形移动探头寻找卵巢。
- 卵巢为略高回声的结构，其内卵泡为无回声。位于子宫外侧和髂血管的内侧和前方。
  图11.8——正常卵巢
  视频11.4——正常卵巢
- 超声图像上输卵管的显影更加困难。

11.4　妇科病变

- 单纯性囊肿
  - 卵巢单纯性囊肿内部充满液体，由包膜包绕，在卵巢内部或者卵巢表面。

– 单纯性囊肿为无回声区，壁光滑，后方声影增强，
  且无内部回声。直径小于2.5cm的囊肿称为生理性
  囊肿，而直径大于2.5cm时称为卵泡性囊肿[1]。

  图11.9——单纯生理性囊肿

  图11.10——单纯性卵泡性卵巢囊肿

  视频11.5——单纯卵巢囊肿

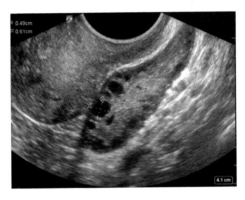

图11.9 单纯生理性卵巢囊肿：当单纯性卵巢囊肿直径小于2.5cm时，被称为生理性囊肿

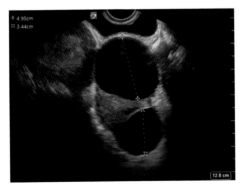

图11.10 单纯性卵泡囊肿：当单纯性卵泡囊肿直径大于2.5cm时，被称为单纯性卵泡囊肿

- 多囊卵巢综合征
  - 由不明原因性激素失衡引起的综合征
  - 卵巢的周边会出现许多小的，通常直径小于1cm的单纯卵泡：

    有时候会被称为"串珠样"改变[1]

    图11.11——多囊卵巢综合征
- 复杂性囊肿
  - 复杂性卵巢囊肿内同时包含液体和固体两种成分：

    图11.12——复杂性卵巢囊肿

    视频11.6——复杂性卵巢囊肿

    复杂性囊肿为良性或恶性。

    良性复杂囊肿包括出血性囊肿、内膜样囊肿和皮样囊肿。

图11.11 多囊卵巢综合征：多囊卵巢综合征通常表现为"串珠样"（卵巢实质内），卵巢皮质内有许多小的单纯性囊肿

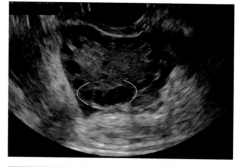

图11.12 复杂性卵巢囊肿：复杂性囊肿本身就有多种超声表现，内部通常有出血或者不同成分的液体

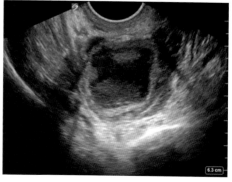

复杂性囊肿也可能是在特定临床条件下的输卵管卵巢脓肿。

复杂性卵巢囊肿的性质并非都可以通过超声来判断。

- 出血性囊肿通常包含内部高回声：

可以表现为液平面、网格样改变，或者表现为血块。

- 卵巢扭转
  - 卵巢扭转时导致供应卵巢的血管发生阻塞。
  - 巨大卵巢囊肿是扭转最常见的危险因素，与囊肿大于5cm或者更大时相关[3]。
  - 卵巢扭转的典型表现是因水肿而变大[1]和非均质性。

    单侧囊肿大于4cm[4]。

    图11.13——卵巢扭转

    视频11.7——卵巢扭转

  - 如果出血和坏死都存在的话，卵巢内部可表现为高回声和低回声[3]。
  - 可能出现周边排列的卵泡[1, 3, 5]。
  - 道格拉斯陷凹内或者卵巢周边可能有游离液体[5]。
  - 利用彩色多普勒评价卵巢血流情况。

    彩色多普勒存在血流信号不能排除扭转。

    完全血流缺失通常是晚期表现。

    通过与对侧血流情况的比较来评估血流减少的情况。

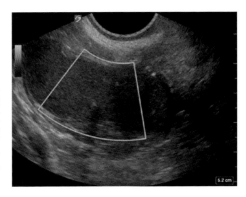

图11.13 卵巢扭转：该卵巢扭转表现为卵巢增大，原始内部结构缺失和能量多普勒彩色血流信号缺失（橙色信号条）

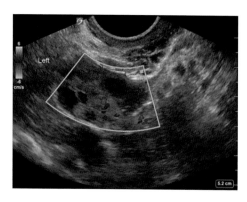

图11.14 卵巢彩色多普勒：彩色多普勒示正常卵巢的彩色血流

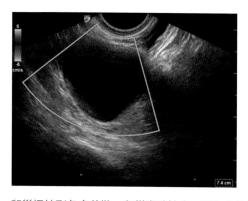

图11.15 卵巢扭转彩色多普勒：卵巢囊肿较大，彩色多普勒血流信号减少。在卵巢扭转中，血流信号可能减少或者在扭转的终末期血流缺失。重要的是，彩色多普勒血流信号存在时不能排除卵巢扭转

图11.14——卵巢彩色多普勒

图11.15——卵巢扭转彩色多普勒

视频11.8——卵巢彩色多普勒

视频11.9——卵巢扭转彩色多普勒

- 用能量多普勒评价卵巢血供情况，调整彩色增益到合适的灵敏度来检测少量血流：

图11.16——卵巢能量多普勒

图11.16　卵巢能量多普勒：能量多普勒是评估卵巢血流的优先选择方法，因为其对低流量状态更加敏感

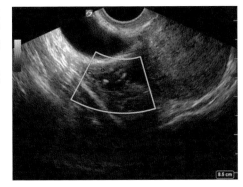

图11.17　输卵管卵巢脓肿：输卵管卵巢脓肿（五角星所示）表现为子宫周围、附件区的液性混浊结构

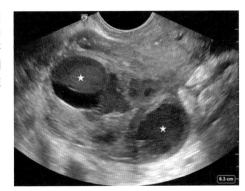

- 输卵管卵巢脓肿（tubo-ovarian abscess，TOA）
  - 未怀孕女性中有盆腔炎的临床症状、体征和超声发现附件区混合性包块，考虑为TOA[6]。
  - TOA表现为盆腔内子宫周边或附件区液性占位：

    图11.17——输卵管卵巢脓肿

    视频11.10——输卵管卵巢脓肿
  - 可出现"齿轮征"：

    在横切面上，输卵管包含明显的褶皱，中间是无回声区液体[7]。
- 宫内节育器（intrauterine device placement，IUD）的确认
  - 获得子宫矢状切面和横截切面。

- 子宫内膜内强回声结构，典型者可见伴后方声影。

  图11.18——宫内节育器

  视频11.11——宫内节育器置入

- 如果无法在正确的位置确认IUD，需考虑节育器脱落或者移位，移位可导致子宫穿孔。

- 子宫肌瘤

  - 子宫肌层异常增生引起的一种良性平滑肌瘤。
  - 肌层内可看到高回声、低回声或等回声的肿块[1]。
  - 图11.19——子宫肌瘤
  - 视频11.12——子宫肌瘤
  - 图11.20——子宫肌瘤

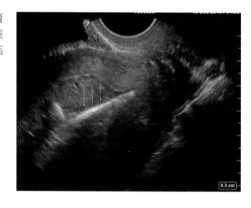

图11.18 宫内节育器：宫内节育器表现为宫内强回声结构（箭头所示），伴后方声影

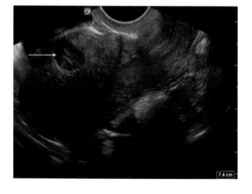

图11.19 子宫肌瘤：子宫肌层内的小子宫肌瘤（箭头所示）。肌瘤可以有不同的大小、形态、回声和数目，但几乎都是子宫肌层良性的平滑肌瘤

图11.20　子宫肌瘤：较大的子宫肌瘤（箭头所示）可表现为类似子宫结构，而不同于肌瘤的外观

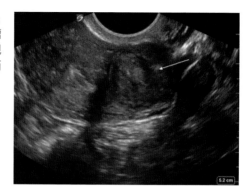

要点

- 经阴道超声探头的轻微移动即可导致切面方向迅速改变，从而导致检查困难。如果需要可以回到正中矢状切面，然后重新定位图像。
- 卵巢病变伴有不规则囊壁、结节、实质回声或者厚的隔膜，需要考虑恶性可能。
- 卵巢扭转的诊断较为困难，重要的是要记住卵巢接受双侧血流供应，所以可以通过彩色多普勒在扭转的卵巢中探测血流信号。
  - 动脉血流、静脉血流或者两者均存在时亦不能排除卵巢扭转。

（杨钰 译　刁宗平 校）

参考文献

1. Fox JC, Lambert MJ. Chapter 16: Gynecologic concepts. In: Ma OJ, Mateer JR, Reardon RF, Joing SA, editors. Emergency ultrasound. 3rd ed. New York: McGraw-Hill Education; 2014. p. 455–78.

2. Pavlik EJ, DePriest PD, Gallion HH, Ueland FR, Reedy MB, Kryscio RJ, van Nagell Jr JR. Ovarian volume related to age. Gynecol Oncol. 2000; 77(3):410-412. http://www.sciencedi-rect.com/science/article/pii/S0090825800957834?via%3Dihub. Accessed 23 Apr 2017.

3. Damigos E, Johns J, Ross J. An update on the diagnosis and management of ovarian torsion. Obstet Gynaecol. 2012; 14(4):229-236. http://onlinelibrary.wiley.com/doi/10.1111/j.1744-4667.2012.00131.x/pdf. Accessed 18 Apr 2017.

4. Chang HC, Bhatt S, Dogra VS. Pearls and pitfalls in diagnosis of ovarian torsion. RadioGraphics. 2008; 28(5):1355-1368. http://pubs.rsna.org/doi/pdf/10.1148/rg.285075130. Accessed 18 Apr 2017.

5. Mashiach R, Melamed N, Gilad N, Ben-Shitrit G, Meizner I. Sonographic diagnosis of ovarian torsion, accuracy and predic-tive factors. Am Inst Ultrasound Med. 2011; 30:1205-1210. http://edus.ucsf.edu/sites/edus.ucsf.edu/files/wysiwyg/1205.full.pdf. Accessed 18 Apr 2017.

6. Adhikari S, Blaivas M, Lyon M. Role of bedside transvagi-nal ultrasound in the diagnosis of tuboovarian abscess in the emergency department. J Emerg Med. 2008; 34:4429-433. http://www.sciencedirect.com/science/article/pii/S0736467907007627. Accessed 18 Apr 2017.

7. Lambert MJ & Villa M. Gynecologic ultrasound in emergency medicine. Emerg Med Clin North Am. 2004; 22(3):683-696. http://www.sciencedirect.com/science/article/pii/S073386270400046X. Accessed 18 Apr 2017.

第12章　产科超声

产妇可能会面临很多病理状态，需引起更多的关注。最严重的可能是异位妊娠，未能及时确诊时可导致较高的病死率。超声是诊断宫内妊娠和评估妊娠相关主诉的标准影像学方法。一位新手超声医师需要了解如何正确诊断宫内妊娠、确定孕周大小、以特定方法测量胎心，以及诊断异位妊娠。本章节将重点阐述产科超声的检查方法、基本骨盆解剖结构、经阴道超声和经腹超声图像的采集，及产科病理图像的解读。

12.1　临床应用与适应证

- 评估宫内妊娠。
- 评估妊娠期阴道出血、腹盆腔疼痛、晕厥或者休克的原因。

12.2　正常妇科解剖

- 子宫和一对卵巢位于骨盆的中间，位于前面的膀胱及后面的直肠中间。
- 子宫是由外层肌层和子宫内膜组成的肌性器官。
  - 子宫的经典位置为前倾位，即子宫底部或者子宫大部分在前方朝向膀胱。
  - 或者子宫也可后倾，即子宫宫底在后方背离膀胱。
  - 子宫内膜厚度周期性变化反映月经周期，在每次月经期开始脱落，然后再次发育，为受精卵植入

本章在线补充电子资源（视频）：
https://doi.org/10.1007/978-3-319-68634-9_12

作准备。

- 双侧附件结构包括卵巢、输卵管和韧带。
  - 卵巢的形状为卵圆形。
  - 卵巢大小通常以体积计算，计算公式为长×宽×高×0.523[1]。

    正常绝经前妇女卵巢体积小于20cm³ [2]，绝经后妇女卵巢体积小于10 cm³ [1-2]。
  - 双侧输卵管管道分别发自子宫宫底一侧，像伞样结构靠近相连的卵巢。

12.3 图像的采集

（1）探头选择

- 凸阵探头：
  - 在妊娠头三个月的末期可以通过经腹部超声观察发育中的胎儿，获得胎儿心率和胎儿孕周大小。
  - 在妊娠早期或者高度怀疑异位妊娠时操作需谨慎。
- 线阵探头：
  - 相对腹部超声探头，提供更高的分辨率。
  - 可用于观察体型较瘦且子宫前倾位孕妇的宫内妊娠。
- 腔内探头：
  - 亦称为经阴道超声。
  - 为盆腔器官的成像提供更高的分辨率。
  - 妊娠早期首选的影像学检查。
  - 不受肠道气体或肥胖的影响。

（2）患者体位

- 经腹超声：
  - 患者仰卧位，膝盖弯曲，放松腹壁肌肉。
  - 尽量让患者保持膀胱充盈，因为这将为盆腔器官成像提供更佳的声窗。

- 经阴道超声：
  - 患者采用截石位，较为理想的是将骨盆位于带有特定脚蹬的检查床上。
  - 除了置入探头时需要直视，患者接受检查的整个过程均应被遮盖。
  - 确保患者膀胱排空：
    膀胱充盈会引起患者不适感，同样使盆腔解剖失真并使卵巢显影更加困难。

（3）经腹超声标准检查切面

- 横切面：
  - 将探头放置于耻骨上方，探头标记朝向患者右侧。
  - 上下移动探头获得子宫从宫底到宫颈的横切面图像。
  - 图12.1——经腹超声妊娠子宫横切面影像
  - 视频12.1——经腹超声妊娠子宫横切面影像
  - 从子宫左侧向右侧轻移探头，观察双侧附件区。
- 矢状切面：
  - 旋转探头90°使探头标记指向头侧。
  - 自左向右扇形移动探头观察纵切或者长轴方向的子宫：
    观察子宫内膜线，并从宫底部跟随至宫颈。

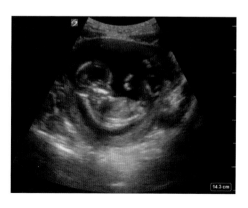

图12.1 经腹超声妊娠子宫横切面影像：采用经腹超声观察横切面的妊娠子宫，本图为胎儿的矢状切面

图12.2 经腹超声
子宫矢状切面影像:
采用经腹超声观察纵
切面的妊娠子宫, 无
回声的羊水内胎儿头
部为强回声

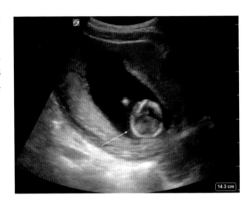

图12.2——经腹超声子宫矢状切面影像

视频12.2——经腹超声子宫矢状切面影像

- 在横切面和矢状切面中, 评估直肠子宫陷凹(道格拉斯陷凹)内游离液体。

(4)经阴道超声标准检查切面

- 矢状面:

  - 探头进入阴道内, 标记指向地面, 探头扫查垂直方向的图像。

  - 在经阴道超声图像里, 膀胱位于图像左侧, 通过压低探头手柄将探头朝向顶部以完整显影。

    图12.3——膀胱子宫纵切面

  - 子宫在中间位置, 应该从一侧到另一侧扇形扫查进行充分评估。

  - 通过子宫内膜线确定正中矢状切面, 子宫内膜线是从宫底延续至宫颈管的高回声线:

    图12.4——妊娠子宫的长轴切面(矢状切面)

    视频12.3——TVUS 妊娠子宫的矢状切面

  - 后面的腔隙, 也被称为子宫直肠陷凹或者道格拉斯陷凹, 可通过抬高探头手柄将探头指向地面进行观察:

    图12.5——道格拉斯陷凹

图12.3 膀胱子宫纵切面：在这例未妊娠的子宫中，子宫的中间可以看到子宫内膜线（水平箭头），膀胱位于图像左侧（垂直箭头），本图中子宫为前倾位，是最常见的子宫位置

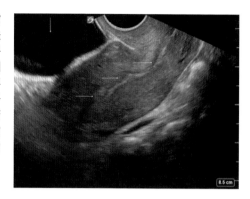

图12.4 经阴道超声的妊娠子宫矢状切面影像：采用经阴道途径，可在矢状面上观察妊娠子宫。图像中可见近宫底部宫腔中间具有周边高回声的圆环结构，其代表孕囊内含有卵黄囊

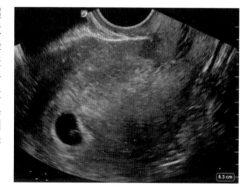

图12.5 道格拉斯陷凹：后方的陷凹或称道格拉斯陷凹位于子宫的后方和直肠的前方。陷凹内（箭头所示）有少量游离液体，在育龄期妇女中为正常现象

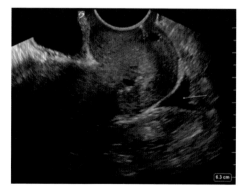

- 横切面：
  - 逆时针旋转探头90°，将探头手柄指向患者左侧：

    图12.6——妊娠期子宫横切面

    视频12.4——经阴道妊娠期子宫横切面
  - 自上而下扇形扫查以充分观察子宫。

    压低扫描探头手柄可显示宫底部图像。

    抬高扫描探头手柄可显示宫颈图像。
  - 检查附件时，首先应扫查横切面，将探头直接朝向待检查的附件区域：

    将探头手柄移向患者左侧，即探头朝向患者右侧，此时图像上显示为右侧附件，反之亦然。
  - 一旦探头指向所要检查的附件，扇形上下移动探头寻找卵巢。
  - 卵巢为略高回声的结构，其内卵泡为无回声。位于子宫外侧和髂血管的内侧及前方：

    图12.7——正常卵巢

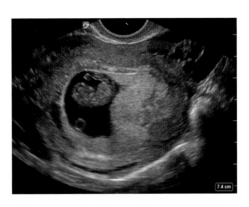

图12.6 经阴道超声的妊娠期子宫横切面：使用经阴道超声以横切面观察妊娠子宫，图像左边可见较大的妊娠囊，可以清楚地观察到卵黄囊和发育中的胎儿

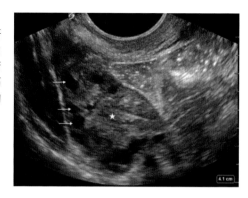

图12.7　正常卵巢：髓质（五角星所示）周边的皮质内有许多小卵泡（箭头所示），形成"巧克力曲奇饼干"的外观

12.4　宫内妊娠的评估

（1）妊娠囊

- 在怀孕大约5周时可以看到孕囊[3]，并且绝大多数患者的 β–HCG超过1000 ~ 2000mIU/ml[1–3]。
- 它通常表现为宫腔内近宫底的圆形或椭圆形的无回声液性结构：
  - 图12.8——空妊娠囊
  - 视频12.5——空妊娠囊
- 可以在卵黄囊出现之前或者宫内胚芽发育之前存在。
- 然而，这也可见于异位妊娠，称为假妊娠囊。

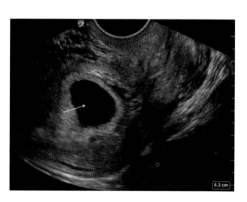

图12.8　空妊娠囊：子宫内可见空妊娠囊（箭头所示），其为怀孕的首个标志，但是妊娠囊本身不能确认一定是宫内妊娠

- 没有卵黄囊或者胚芽的妊娠囊不能确认宫内妊娠，特别是在怀疑异位妊娠的情况下。

（2）双蜕膜征

- 表现为交替的环状高回声被环绕妊娠囊的低回声薄液层所隔开：
  - 内环被称为底蜕膜。
  - 外环被称为顶蜕膜。

- 没有卵黄囊和胚芽存在时双蜕膜征的存在不能确认宫内妊娠。

- 图12.9——双蜕膜征

- 视频12.6——双蜕膜征

（3）卵黄囊

- 位于妊娠囊内。

- 显示为小而薄壁，中间无回声的球形结构。
  - 图12.10——卵黄囊
  - 视频12.7——卵黄囊

- 这是确认宫内妊娠的首个标志[3]。

- 一般近5~6周时出现，12周左右消失[3]。

（4）胚芽

- 位于妊娠囊内。

- 图像为从卵黄囊中生长出来的高回声细胞团块。

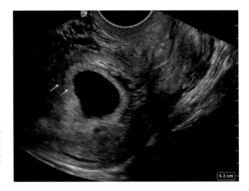

图12.9 双蜕膜征：表现为交替的环状高回声被环绕妊娠囊的低回声薄液层所隔开

图12.10 卵黄囊:卵黄囊(箭头所示)是确认宫内妊娠的第一个超声影像证据

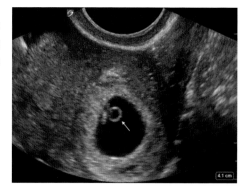

图12.11 胚芽:孕龄约6周左右时在经阴道超声下胚芽(箭头所示)首先表现为卵黄囊旁增厚的区域,同时也可见环形的卵黄囊

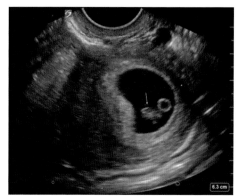

- 通常大约于孕6周时出现[3]。
  - 图12.11——胚芽
  - 视频12.8——胚芽
- 在孕早期,看不见明显的胎儿结构。
- 胚芽内可以看到心管搏动:
  - 表现为类似震颤的动作。
  - 可以确诊为宫内妊娠。
  - 孕周近6~6.5周[2]胚芽长于5cm时可以监测到胎心[3]。

(5)胎心率

- 孕期最初三个月内正常胎心频率为110~175次/分[4]。
- 三个月后正常胎心频率为120~160次/分[5]。

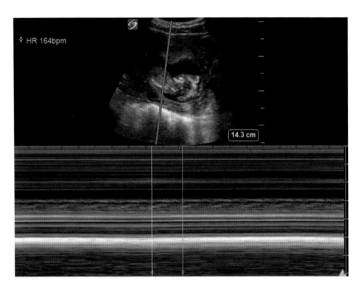

图12.12　使用M型超声测量胎心率：将M型超声取样置于胎儿心脏处，绘制M型胎心监护图，并使用预编程软件测量在一个心动周期的长度来计算胎儿心率，该图中胎心率是164次/分

- 使用M型超声测量胎心率。
- 将垂直取样线穿过心脏。
- 在M型超声上描记胎心图像。
- 使用预编程软件测量一个心动周期的长度来计算胎儿心率[5]。
- 图12.12——使用M型超声测量胎心率

（6）孕周估计

- 有多种方式可以用来估测孕周。然而，最简单的方法为利用顶臀径（crown-rump length，CRL）和双顶径（biparietal diameter，BPD）来估算。
- 孕期最初三个月的孕周估算最为准确。
- 顶臀径：
  - 孕6周左右时可以进行顶臀径的测量[3]。
  - 长轴平面可以观察到胎儿脊柱。

图12.13 顶臀径：顶臀径为从胎儿头部顶端到臀部底端的距离

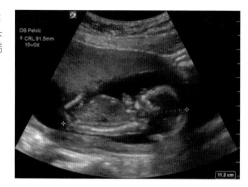

图12.14 双顶径：测量近端颅骨内侧缘到远端颅骨外侧缘的距离

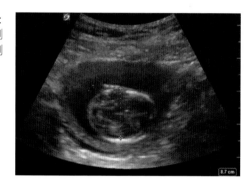

- 测量胎儿头部顶端到臀部底端的距离。

图12.13——顶臀径

- 将测量数据和标准顶臀径孕周估测表进行对比，或者可行的话可通过内置软件来确定孕周。

• 双顶径：

- 可在妊娠的前三个月末期和妊娠中期的三个月内进行测量[3]。
- 测量胎儿头部的横切面视图，可见对称的丘脑。
- 测量最宽部分颅骨外侧缘到对侧内侧缘的距离[3]。

图12.14——双顶径

• 将测量数据与标准双顶径孕周估测表进行对比，或者可行的话可通过内置软件来确定孕周。

12.5 产科病变

1. 盆腔游离性积液

（1）游离性积液最常见于子宫后方的道格拉斯陷凹。

（2）育龄期女性少量积液可能是生理现象。

- 图12.15——少量道格拉斯陷凹积液
- 视频12.9——少量道格拉斯陷凹积液

（3）中量或大量积液一般考虑为异常状态并应及时排查潜在的病因：

- 图12.16——盆腔内大量游离积液
- 视频12.10——盆腔内大量游离积液

图12.15 少量道格拉斯陷凹积液：纵切面图像上，道格拉斯陷凹在子宫后方或屏幕的右边，该图中道格拉斯陷凹内有少量积液（箭头所示）

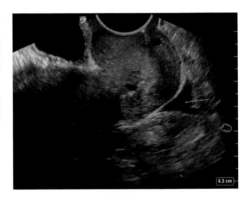

图12.16 盆腔内大量游离积液：经阴道矢状切面显示异位妊娠患者在宫底（箭头所示）上方有大量积液（虚线箭头所示）

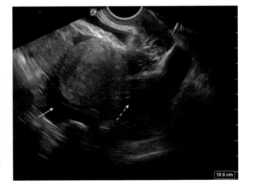

- 妊娠试验阳性且子宫内没有孕囊时，应怀疑异位妊娠。
- 其他原因包括卵巢囊肿破裂、外伤或者腹水。

2. 异位妊娠

（1）子宫外植入的妊娠。

（2）图12.17——异位妊娠

（3）任何一位妊娠试验阳性的妇女，有阴道出血或者腹痛时均需考虑异位妊娠。

（4）超声图像中宫腔内无孕囊时应怀疑异位妊娠。

（5）需考虑下列情况：

- 假性妊娠囊：
    - 难以与正常妊娠囊区分。
    - 不包含胎儿结构，且位于宫腔中间。

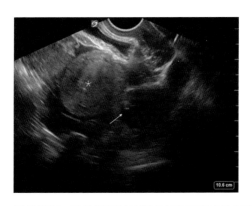

图12.17 异位妊娠：异位妊娠的定义是妊娠囊植入在子宫以外。该经阴道超声矢状面图像展示的是异位妊娠，子宫后方（星号所示）有一个妊娠囊，其内含有卵黄囊（箭头所示）

- 盆腔游离液体：
  - 积液量越大，异位妊娠可能性则越高，包括异位妊娠破裂。
  - 少量积液可能是正常的。
  - 对于普通无回声液体，异位妊娠的风险取决于积液的量。

    微量：宫颈后方发现液体，限于在道格拉斯陷凹内。

    少量：积液延伸到子宫后壁的低1/3[4]。

    中量：积液延伸到子宫后壁高度的1/3到2/3之间[4]。

    大量：积液超过宫底的2/3甚至超过宫底[4]。
  - 盆腔中至大量游离液体，异位妊娠的风险为86%[3]。
  - 游离液体延伸到肝肾隐窝，发生异位妊娠的概率为100%[3]。
  - 超声提示血性积液时，应该考虑异位妊娠[6]：

    图12.18——积血回声
- 输卵管环征：
  - 附件区围绕肿块或者妊娠囊的同心高回声结构[6]。
  - 出现此征时，则发生异位妊娠的概率为95%[3]。
- 附件包块：
  - 若看到附件包块时，高度怀孕异位妊娠。
  - 最常见的宫外植入部位是输卵管的壶腹部或者峡部[6]：

    图12.19——附件包块

    视频12.11——附件包块
  - 通常，表现为卵巢外的清晰包块：

    卵巢内异位妊娠非常罕见。
  - 多普勒超声常显示血流量增加，类似于"火环"征[3,6]。

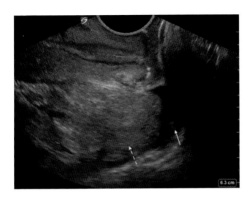

图12.18 积血回声：盆腔内积血可以表现为等回声或者无回声，代表血凝块，应怀疑异位妊娠。该矢状切面图像同时显示了新鲜出血（实线箭头所示）和子宫后方的血凝块（虚线箭头所示）。阴道超声图像的宫体和子宫内膜线在图像上方紧靠探头显示方

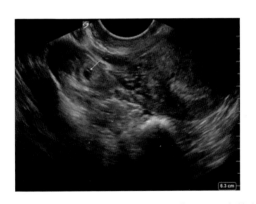

图12.19 附件包块：经阴道超声横切面图像显示子宫外有妊娠囊和卵黄囊（箭头所示）的包块，位于附件区，代表异位妊娠

3. 间质部异位妊娠

（1）妊娠囊位于毗邻子宫的输卵管间质部，宫底上方，该区域血管丰富。

（2）罕见，但由于靠近子宫动脉，死亡率较高[7]。

（3）可通过测量子宫周边组织即包绕妊娠囊的肌层厚度来诊断：

- 图12.20——间质部妊娠
- 图12.21——间质部妊娠
- 视频12.12——间质部妊娠
- 测量子宫肌层厚度小于5mm提示间质部异位妊娠[7-8]。
- 图12.22——子宫周边组织的测量

（4）间质线征：

- 显示为将间质部异位妊娠与子宫内膜连接起来的一条高回声线[7-8]。
- 图12.23——间质线征

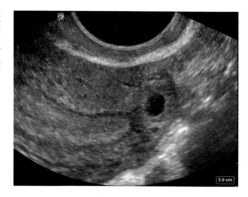

图12.20 间质部妊娠：间质部妊娠宫内妊娠囊偏向于子宫基底部，与宫腔不相通

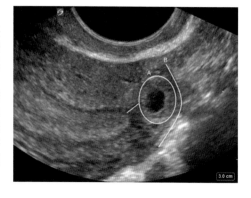

图12.21 间质部妊娠：为了辅助诊断间质部妊娠，应测量子宫周边组织，子宫周边组织是指包绕妊娠囊的子宫肌层厚度，需测量妊娠囊（A）与子宫浆膜层之间的距离（B）

图12.22 子宫周边组织的测量：如果间质线小于5mm厚度提示可能为间质部妊娠

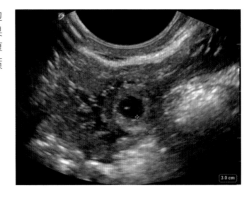

图12.23 间质线征：通常将间质部异位妊娠与子宫内膜连接起来的高回声线，称为间质线征（箭头所示）

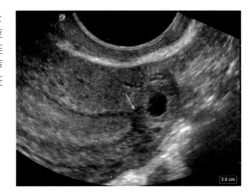

4. 宫角异位妊娠

（1）和间质部异位妊娠不同，但常互换使用。

（2）妊娠囊通常位于双角子宫或者纵隔子宫一侧宫角内[7]。

（3）妊娠囊被薄的子宫肌层包绕，小于5mm，与间质部妊娠类似。

5. 复合妊娠

（1）同时出现宫内和宫外妊娠。

（2）罕见，但更常见于接受不孕症治疗的患者，包括药物治疗和体外受精[6]。

6. 死胎

（1）可提示异常妊娠或死胎的征象包括：

- 妊娠囊变形或不规则。
- 大于20mm的空孕囊[3]：
  - 被称为枯萎卵。
  - 图12.24——枯萎卵（大的空囊）
  - 视频12.13——枯萎卵
- 胎儿心率低于70次/分[4]。
- 孕7~8周时胚芽无胎心。
  - 胚胎的顶臀径大于5mm时应存在胎心[3]。

7. 滋养层细胞妊娠（葡萄胎）

（1）最常见的良性妊娠滋养细胞疾病。

（2）完全性葡萄胎：

- 通常占据扩大的子宫宫腔内，表现为混合回声的结构里面布满多个无回声区。
  - 常被称为"葡萄串"[3]。

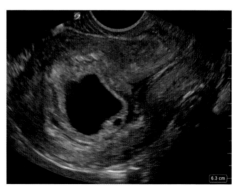

图12.24　枯萎卵（较大的空囊）：经阴道超声纵切图像显示不规则且大于2cm的妊娠囊提示枯萎卵

- 图12.25——葡萄胎
- 视频12.14——葡萄胎

（3）不完全或部分性葡萄胎：

- 表现类似完全性葡萄胎[9]。
  - 子宫内混合性回声结构。
  - 胎盘可扩大为弥漫性无回声病变。
- 超声可见胎儿结构和葡萄胎结构并存[9]。
  - 胎儿和妊娠囊通常是畸形的。

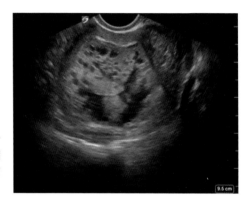

图12.25　葡萄胎：葡萄胎表现为混合回声的结构内布满多个无回声区，常被称为"葡萄串"

要点

- 可观察到宫内妊娠的预期β-人绒毛膜促性腺激素（beta-human chorionic gonadotropin，β-HCG）水平包括：
  - 经阴道超声：大于2000 mIU/ml[3]。
  - 经腹部超声：6000~6500 mIU/ml[10]。
  - 宫内没有孕囊而β-HCG升高可见于异位妊娠、自然流产、双胎妊娠、葡萄胎和正常妊娠。

- 在正常妊娠中，β-HCG每48h增加一倍。
- 异位妊娠可表现出各种β-HCG水平；因此，其不能用来排除异位妊娠：
  - 因为异位妊娠患者的β-HCG可能非常低，有异位妊娠的体征或症状时应该建议采取经阴道超声检查[10]。

（杨钰 译 刁宗平 校）

参考文献

1. Pavlik EJ, DePriest PD, Gallion HH, Ueland FR, Reedy MB, Kryscio RJ, van Nagell Jr JR. Ovarian volume related to age. Gynecol Oncol. 2000; 77(3):410–412. http://www.science-direct.com/science/article/pii/S0090825800957834?via%3Dihub. Accessed 23 Apr 2017.
2. Murray H, Baakdah H, Bardell T, Tulandi T. Diagnosis and treatment of ectopic pregnancy. Can Med Assoc J. 2005; 173(8):905–912. https://www.ncbi.nlm.nih.gov/pmc/articles/PMC1247706/. Accessed 23 Apr 2017.
3. Reardon RF, Hess-Keenan J, Roline CE, Caroon LV, Joing SA. Chapter 14: First trimester pregnancy. In: Ma OJ, Mateer JR, Reardon RF, Joing SA, editors. Emergency ultrasound. 3rd ed. New York: McGraw- Hill Education; 2014. p. 381–424.
4. Campos P, Wang RC. Chapter 24: First-Trimester Pregnancy. In: Soni NJ, Arntfield R, Kory P. Point-of-Care Ultrasound. Philadelphia, PA, Saunders; 2015: p 184–198.
5. Byars DV, Knapp BJ. Chapter 15: Second and third trimester pregnancy. In: Ma OJ, Mateer JR, Reardon RF, Joing SA, edi-tors. Emergency ultrasound. 3rd ed. New York: McGraw-Hill Education; 2014. p. 425–54.
6. Bhatt S, Ghazale H, Dogra VS. Sonographic evaluation of ectopic pregnancy. Radiograph Clin North Am. 2007; 45(3):549–560. http://www.sciencedirect.com/science/article/pii/S0033838907000243. Accessed 22 Apr 2017.
7. Lin EP, Bhatt S, Dogra VS. Diagnostic clues to ectopic preg-nancy. RadioGraphics. 2008; 28(6):1661–1671. http://pubs.rsna. org/doi/pdf/10.1148/rg.286085506. Accessed 23 Apr 2017.

8. Rastogi R, Meena GL, Rastogi N, Rastogi V. Interstitial ectopic pregnancy: a rare and difficult clinicosonographic diagnosis. J Hum Reprod Serv. 2008; 1(2):81–82. https://www.ncbi.nlm.nih. gov/pmc/articles/PMC2700669/. Accessed 23 Apr 2017.

9. Shah C, Johnson PT, Durrani H. Partial molar pregnancy. SonoWorld website. https://sonoworld.com/CaseDetails/Partial_molar_pregnancy.aspx?ModuleCategoryId=306. Accessed 24 Apr 2017.

10. Nyer ENB, Arrington J, Warsof SL. Chapter 24: Pregnancy of Unknown Viability. In: Stadtmauer LA, Tur-Kaspa I Ultrasound imaging in reproductive medicine New York, Springer Science + Business Media; 2014, p 315–328.

11. Robertson J, Koyfman A. Ectopic pregnancy. EmDocs Practice Updates website. http://www.emdocs.net/ectopic-pregnancy/. December 11, 2014. Accessed 23 Apr 2017.

第13章 睾丸超声

影响睾丸和阴囊疾病的因素很多，其中有一些是值得高度关注，最严重的情况是睾丸扭转，导致睾丸的血液供应受阻，如果诊断不及时可能会导致睾丸坏死。对于其他疾病，如恶性肿瘤、鞘膜腔积液、附睾炎和睾丸炎等，虽然不会迅速危及生命，但也需对这些疾病进行及时诊断和治疗，以防后遗症的发生。超声诊断因其快速和便捷的优点，是评估和诊断这些相关疾病的一种重要成像方式。本章将介绍睾丸超声检查的适应证、睾丸和阴囊基本解剖、图像采集、正常的超声图像和病理状态的解读。

13.1 临床应用与适应证

- 急性睾丸疼痛或睾丸扭转。
- 可触及的肿块或阴囊肿胀。
- 评估感染如附睾炎或睾丸炎。

13.2 正常睾丸解剖

- 睾丸是椭圆形的结构，大小约为4cm×3cm×2.5cm[1]，悬于阴囊内。
- 睾丸鞘膜包裹睾丸[2]。
- 每个睾丸的后侧是附睾，有头、体、尾三部分：
  - 头部通常位于睾丸上极的后外侧[2]。

本章在线补充电子资源（视频）：

https://doi.org/10.1007/978-3-319-68634-9_13

- 在大多数男性中，单侧或双侧睾丸中有代表发育残留物的睾丸附件，它通常出现在睾丸上极靠近附睾头的位置。
- 一些男性也可能有附睾的附件，这也是一种发育残余物，作为附睾头部的附属物被发现。
- 精索包含供应睾丸的神经、血管。

13.3 图像的采集

（1）探头选择：线阵探头。

（2）患者体位：

- 患者取仰卧位。
- 用巾单盖住患者的腿部，阴囊置于巾单上，用悬吊的方式支撑睾丸。
- 用另外一条巾单覆盖敏感区域。

（3）标准检查视图

- 将两个睾丸的图像同时并排显示，以观察正常睾丸和患侧睾丸之间的回声差异。
- 首先检查无症状睾丸的横向和纵向切面：
  - 正常睾丸为椭圆形、低回声均质结构。
  - 注意睾丸的回声强度、质地和大小：
    图13.1——正常睾丸
    视频13.1——正常睾丸
  - 利用彩色多普勒，注意血流灌注的模式：
    图13.2——彩色多普勒成像
    视频13.2——彩色多普勒成像
- 检查患侧睾丸的横向和纵向切面：
  - 将其回声、质地和大小与正常的一侧进行比较。
  - 将其彩色多普勒血流图与正常的一侧进行比较。

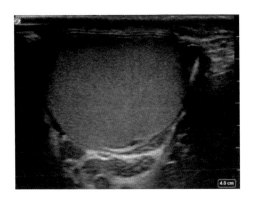

图13.1 正常的睾丸：线性探头显示正常睾丸的纵向切面，睾丸实质结构均匀

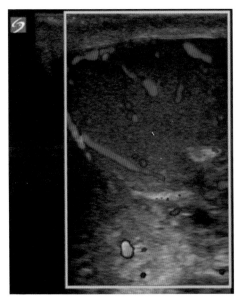

图13.2 睾丸彩色多普勒成像：纵切面观察正常睾丸内的血流信号

- 尝试使睾丸和附睾的附件显像：
  - 图13.3——睾丸附件
- 将探头放在睾丸后方使附睾成像：
  - 附睾与睾丸具有相似的均匀回声，前者稍偏高一些：

    图13.4——正常附睾

    视频13.3——正常附睾

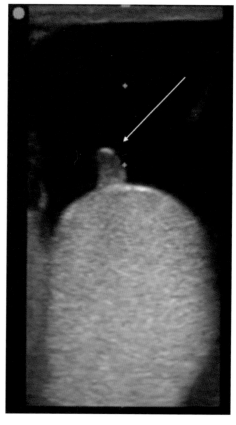

图13.3　睾丸附件：睾丸附件代表发育残留物，通常位于睾丸上极邻近附睾头的部位

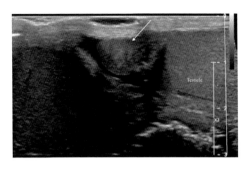

图13.4 正常附睾：正常情况下，附睾（箭头所示）位于睾丸旁

 – 如果怀疑有附睾炎，可使用彩色多普勒成像进行诊断。
- 若有指征需评估是否存在疝气时，应探查双侧腹股沟管。

13.4 睾丸病变

1. 鞘膜积液

（1）鞘膜积液是鞘膜的脏层和壁层之间积聚的液体。

（2）先天性鞘膜积液较为常见，因其与腹膜直接相连通[1]。

（3）获得性鞘膜积液通常与感染、肿瘤、创伤、扭转或放射治疗相关[1]。

（4）鞘膜积液是围绕在睾丸周围的无回声液体，无分层或分隔：

- 图13.5——鞘膜积液
- 视频13.4——鞘膜积液
- 图13.6——睾丸和附睾周围的鞘膜积液

（5）复杂鞘膜积液，如积血或积脓，其内部回声会伴有分隔或小房形成。

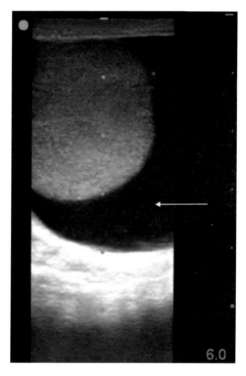

图13.5　鞘膜积液：睾丸周围可见中等量的鞘膜积液（箭头所示）

图13.6 睾丸和附睾周围的鞘膜积液：正常附睾（箭头所示）周围包绕少量的鞘膜积液（五角星所示），旁边为正常睾丸

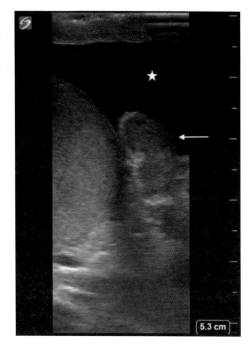

2. 精索静脉曲张

（1）精索静脉曲张指精索内蔓状静脉丛的异常扩张[1]：

- 精索静脉曲张通常是特发性的，因精索内静脉瓣膜功能不全，致血液逆行流入蔓状精索静脉丛扩张而形成[1]：

  - 99%的特发性精索静脉曲张发生在左侧[1]，这是由于右精索静脉和左精索静脉之间的解剖学差异所致：右精索静脉直接汇入下腔静脉[1]，左精索静脉以接近90°的角度汇入左肾静脉[1]。

- 次要原因通常是由于各种病变如肿块、肾积水或肝肿大导致的精索静脉受压迫所致[1]。此外还应考虑恶性病变。

（2）精索静脉曲张显示为睾丸旁的低回声血管结构群：

- 图13.7——精索静脉曲张
- 视频13.5——精索静脉曲张

（3）彩色多普勒可见这些低回声区内有明显的血流信号：

- 图13.8——精索静脉曲张的彩色多普勒表现
- 视频13.6——精索静脉曲张的彩色多普勒表现

（4）Valsalva动作可增加曲张精索静脉的内径大小和血流模式。

3. 睾丸扭转

（1）精索扭转导致静脉充血和梗阻，随后动脉血流量减少，动脉最终完全闭塞，导致睾丸缺血和梗死[1-2]。

（2）扭转的严重程度范围在180°～720°之间，一般在扭转450°之后，血流完全阻塞[2]。

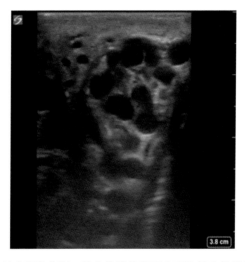

图13.7　精索静脉曲张：精索静脉曲张可表现为精索静脉的扩张或睾丸旁的蔓状精索静脉丛淤血，嘱患者做Valsalva动作时，静脉内径可增宽

（3）B型（2D）成像：

- 与正常的睾丸相比，扭转的睾丸体积增大，并表现为非均质的低回声图像。

  图13.9——睾丸扭转

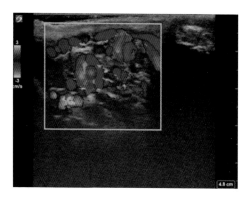

图13.8　精索静脉曲张彩色多普勒成像：该图显示精索静脉曲张时血流信号明显增多，嘱患者做Valsalva动作时，静脉内径可增宽

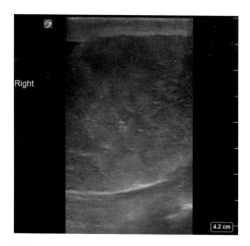

图13.9　睾丸扭转：与正常睾丸相比，扭转的睾丸体积增大，失去典型的均质结构

　　图13.10——睾丸扭转晚期表现

　　视频13.7——睾丸扭转

- 附睾可能的表现为低回声和体积增大，类似于附睾炎的表现。

（4）彩色多普勒：

- 彩色多普勒信号减少，或在完全扭转的情况下，无彩色多普勒信号出现：

　　图13.11——正常睾丸的彩色多普勒成像

　　图13.12——睾丸扭转时的彩色多普勒成像

　　视频13.8——睾丸扭转时的彩色多普勒成像

- 一般将患侧睾丸的彩色多普勒信号与正常侧进行比较。

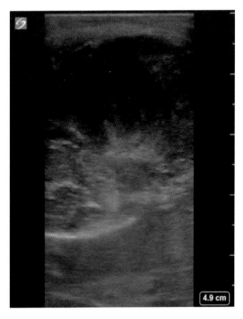

图13.10　睾丸扭转晚期表现：图中显示睾丸扭转晚期的表现，睾丸实质内正常结构消失，取而代之的是杂乱回声

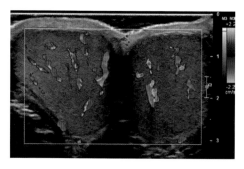

图13.11 正常睾丸的彩色多普勒成像：上图显示两侧正常睾丸的彩色血流信号，双侧血流信号并非完全相同

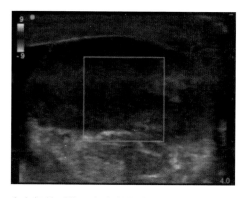

图13.12 睾丸扭转时的彩色多普勒成像：彩色多普勒显示扭转的睾丸内未见正常睾丸实质，未见血流信号显示

（5）能量多普勒，它可识别低速的血流信号，可用来评估扭转时的血流状况：

- 能量多普勒显示睾丸内无血流信号时，可诊断为睾丸扭转[1]；

- 图13.13——正常睾丸的能量多普勒成像
- 视频13.9——正常睾丸的能量多普勒成像
- 图13.14——睾丸扭转时的能量多普勒成像
- 图13.15——睾丸扭转时的能量多普勒长轴切面
- 视频13. 10——睾丸扭转时的能量多普勒成像

（6）超声矢状面上可以显示扭转的精索恰好位于睾丸和附睾的上方[1]：

- 扭转的精索类似于涡流[2]。

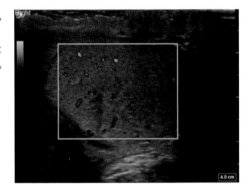

图13.13 正常睾丸的能量多普勒成像：能量多普勒显示长轴切面上一侧睾丸的正常血流信号

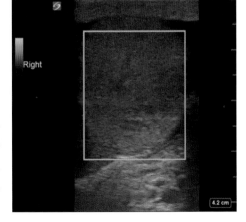

图13.14 睾丸扭转时能量多普勒成像：本图显示右侧睾丸内无血流信号，提示睾丸扭转可能

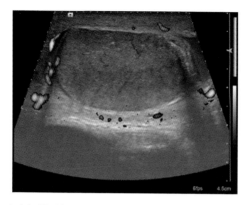

图13.15 睾丸扭转时能量多普勒成像：能量多普勒显示睾丸的长轴切面未见血流信号

4. 睾丸附件或附睾附件扭转

（1）具有自限性，对睾丸的活力不会造成影响[2]。

（2）可触及结节，且彩色多普勒示睾丸附近的蓝色变色[2]。

（3）超声表现为高回声肿块伴与睾丸或附睾相邻的中央低回声区[2]。

（4）可引起附睾炎，并表现为附睾炎的特征性超声表现[1]。

5. 附睾炎

（1）附睾炎的特征是附睾触痛、排尿困难，偶尔表现为发热，多因膀胱或前列腺感染逆行传播所致。

（2）是青春期后男性急性阴囊疼痛的最常见原因[2]。

（3）与正常的一侧相比附睾增大。

（4）彩色多普勒显示受累的附睾血管分布更加密集，血流量增加：

- 图13.16——附睾炎彩色多普勒成像
- 视频13.11——附睾炎彩色多普勒成像

（5）也可存在反应性鞘膜积液[2]。

6. 睾丸炎

（1）睾丸发生感染，通常从附睾炎开始。

（2）超声显示睾丸增大，回声减弱[1]。

（3）彩色多普勒显示睾丸内血流增加：

- 二维超声成像时，睾丸扭转和睾丸炎表现相似，需使用彩色多普勒来区分二者[1]。

（4）可显示为阴囊壁增厚和反应性鞘膜积液产生。

7. 睾丸肿瘤

（1）典型的睾丸或阴囊内的无痛性肿块：

- 约10%可引起疼痛[2]。

（2）超声常显示睾丸实质内边界清晰，回声均匀的低回声病变。

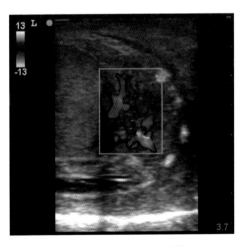

图13.16　附睾炎彩色多普勒成像：彩色多普勒显示炎症感染的附睾血管分布密集，血流量增加

（3）图13.17——睾丸肿块或肿瘤

（4）视频13.12——睾丸肿块

8. 阴囊富尼埃坏疽（Fournier's gangrene）

（1）阴囊和会阴部软组织严重坏死性软组织感染。

（2）阴囊壁增厚，散在的"脏"声影，提示皮下气肿[1]。

（3）图13.18——富尼埃坏疽

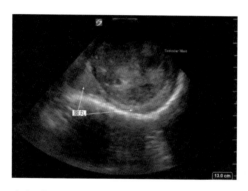

图13.17 睾丸肿块或肿瘤：位于睾丸内部的回声不一的巨大肿块，使睾丸受压变形

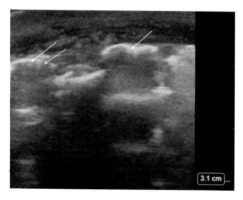

图13.18 富尼埃坏疽：超声可见类似坏死性筋膜炎的表现。存在产气细菌的情况下，可通过识别空气–组织界面的"脏"声影（箭头所示）来鉴别二者

要点

- 一旦发生完全扭转，睾丸便失去血流灌注，会迅速发生梗死和睾丸功能丧失：
  - 3小时内存活率约100%，6小时为90%，12小时为50%，24小时为10%[2]。
- 睾丸扭转的超声表现取决于血管受累的持续时间和程度。
- 若临床诊断为睾丸扭转，超声检查为阴性时也不能完全排除[2]，特别是在部分扭转和间歇性扭转的情况。
- 如果彩色血流成像难以显示清楚，可切换到能量多普勒模式检查：
  - 将增益调节至最高，以获取明显的血流信号并避免周围伪影干扰。
  - 关于能量多普勒详见第1章。
- 将探头放置在阴囊底部，可同时显示两个睾丸的横切面：
  - 若用面积小的线性探头可能难以显示完整的成像。
  - 条件许可，建议使用较宽的线性探头，或者使用凸阵探头替代。
  - 图13.19——双侧睾丸同时显示的横切面

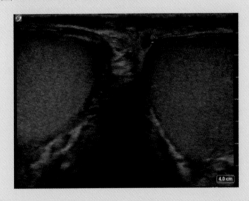

图13.19 双侧睾丸横切面图像：双侧睾丸可同时显示以进行比较

（蔡珠虹 译　赵佳琦 校）

参考文献

1. Adhikari S. Chapter 13: Testicular. In: Ma OJ, Mateer JR, Reardon RF, Joing SA, editors. Emergency ultrasound. 3rd ed. New York: McGraw-Hill Education; 2014. p. 353–80.
2. Goldenberg E, Gilbert BR. Chapter 4: Scrotal ultrasound. In: Gilbert BR, editor. Ultrasound of the male genitalia. New York: Springer; 2015. p. 75–124.

第14章　下肢静脉超声

　　静脉血栓栓塞可见于各类患者，原因包括特发性、继发于凝血异常、近期手术或创伤的诱发以及激素的应用等。对于下肢疼痛或水肿的门诊患者和制动的ICU患者，可用床旁超声来快速筛查和诊断深静脉血栓（DVT）。尽管有多种病因可导致下肢疼痛和（或）水肿，如蜂窝织炎、血栓性静脉炎、创伤、淋巴结病等，但是深静脉血栓可能会因为血凝块进入心脏和肺动脉引起肺栓塞而致命。出于这一考虑，对深静脉血栓的诊断和治疗是至关重要的。本章内容将讨论基本的下肢静脉解剖、图像采集、正常超声解剖和病变解读。

14.1　临床应用与适应证

- 下肢疼痛或水肿。
- 深静脉血栓（DVT）的评估。
- 疑似肺栓塞但是无法接受CTA检查的血流动力学平稳患者的深静脉血栓评估。

14.2　下肢静脉解剖

（1）股静脉位于腹股沟韧带正下方。
- 股静脉与股动脉和股神经平行。
  - 从内至外分别为静脉、动脉和神经。
- 股静脉分支包括：
  - 大隐静脉、股浅静脉、股深静脉。

本章在线补充电子资源（视频）：
https://doi.org/10.1007/978-3-319-68634-9_14

图14.1 动静脉的比较。动脉（A）壁厚伴搏动，受压后仍能维持圆形结构。静脉（V）壁薄顺应性好，因此缺乏特定的形态，受压后易塌陷

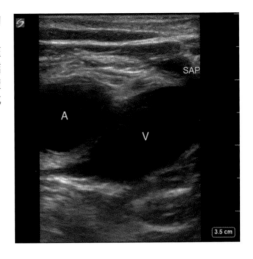

– 自近端至远端：

◆ 大隐静脉发自股静脉内侧。

◆ 股静脉随后分出股浅静脉和股深静脉。

（2）腘静脉可于腘窝近端探查，在进入腓肠肌近端以前发出胫后静脉、胫前静脉、腓静脉等分支。

● 腘静脉通常位于腘动脉浅面。

（3）超声下静脉显示为壁薄的无回声（黑色）腔，无病变时易受压塌陷。

（4）与静脉相对比，动脉壁厚伴搏动，且不会塌陷。

（5）图14.1——动静脉的比较

（6）视频14.1——动静脉的比较

14.3　图像的采集

● 探头选择

– 线阵探头。

- 对于肥胖患者可能需要使用凸阵探头。
- 患者体位
  - 探查下肢近端静脉包括股静脉、大隐静脉、股浅静脉和股深静脉时：

    取平卧位，大腿外旋，膝微曲，床头摇高或将床摆为反Trendelenburg位。

    图14.2——近端静脉探查的检查体位
  - 探查腘静脉和腘部分支：

    取平卧位，轻度外旋大腿并微曲膝盖。

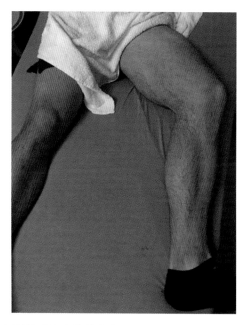

图14.2　近端静脉探查的检查体位。为探查下肢近端静脉，将患者大腿外旋并保持膝盖微曲

图14.3——腘静脉的检查体位
或者取侧卧位且膝盖微曲[1]。

- 标准检查切面
  - 探查股静脉时应将探头置于腹股沟下方，偏向大腿前内侧。

    图14.4——腹股沟下的探头位置
    图14.5——股静脉
    视频14.2——股静脉

  - 探头垂直于静脉，直接向下按压探头来观察静脉受压后是否可完全塌陷。

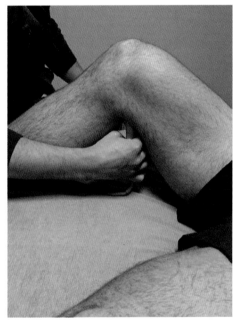

图14.3　腘静脉的检查体位。膝关节弯曲，大腿轻度外旋

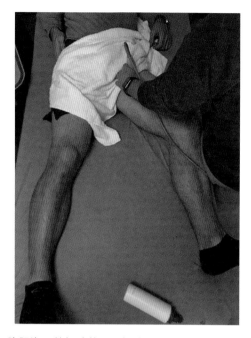

图14.4 腹股沟下的探头位置。探头置于腹股沟正下方，垂直于股静脉

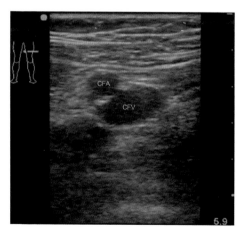

图14.5 股静脉。股静脉（CFV）与股动脉（CFA）和股神经平行。通常股静脉位于股动脉和股神经内侧

图14.6——受压的股静脉

- 缓慢向远端移动探头来追溯股静脉，直至看到大隐静脉汇入股静脉。

图14.7——股静脉与大隐静脉

视频14.3——股静脉与大隐静脉

按压探头以观察大隐静脉和股静脉的塌陷。

大隐静脉是浅表静脉，但是其通向股静脉，因此通常需要进行抗凝[2]。

- 在此向远端移动探头直至股静脉分出股浅静脉与股深静脉。

按压探头观察静脉受压塌陷情况。

图14.8——股静脉分出股浅静脉与股深静脉

视频14.4——股静脉分出股浅静脉与股深静脉

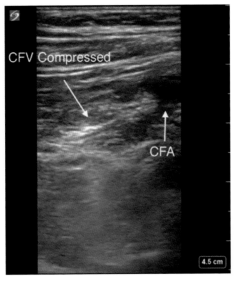

图14.6 受压的股静脉。在直接按压下股静脉被完全压缩

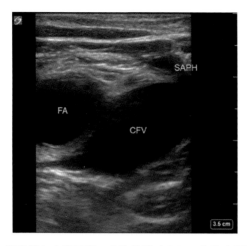

图14.7 股静脉与大隐静脉。大隐静脉（SAPH）从内侧汇入股静脉（CFV）。本图中股动脉（FA）位于股静脉的外侧或左侧

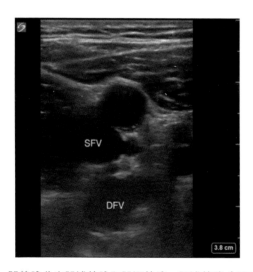

图14.8 股静脉分出股浅静脉和股深静脉。股浅静脉（SFV）位于声窗近端，股深静脉（DFV）位于远端

图14.9——分支的长轴切面

- 向远端追溯股浅静脉，每2cm处按压一次，直至膝关节近端。

- 下一步，将探头置于腘窝处来探查腘静脉。

  腘静脉位于腘动脉的浅面或前面。

  压迫腘静脉观察静脉受压后是否会完全闭塞。

  图14.10——腘静脉

  视频14.5——腘静脉

- 向远端倾斜探头扇形扫描来探查腘静脉分出胫前静脉、胫后静脉和腓静脉。

  按压探头来探查各静脉的压缩情况。

  图14.11——腘静脉的三个分支

  视频14.6——腘静脉的三个分支

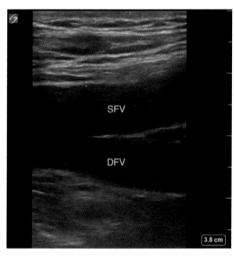

图14.9 分支的长轴切面。于长轴切面观察股静脉分支为股浅静脉（SFV）和股深静脉（DFV）

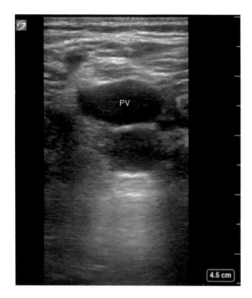

图14.10 腘静脉。腘静脉（PV）毗邻于腘动脉上方

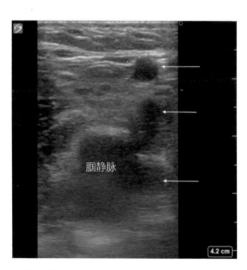

图14.11 腘静脉的三个分支。腘静脉在腘窝远端进入腓肠肌近端以前分出胫前静脉、胫后静脉和腓静脉

14.4 下肢静脉的病变

（1）深静脉血栓
- 下肢某支深静脉中的血凝块。
- 当评估深静脉受压塌陷情况时，静脉完全塌陷闭合视为正常。
  - 图14.12——受压后完全塌陷的静脉
  - 视频14.7——受压后完全塌陷的静脉
- 受压后静脉壁无法完全闭合可考虑诊断为深静脉血栓。
  - 图14.13——不塌陷的静脉
  - 视频14.8——不塌陷的股静脉
  - 视频14.9——不塌陷的股深静脉和股浅静脉
- 有时在做压迫试验前即可在静脉内直接观察到血栓。
  - 急性血栓通常表现为低回声，在实施压迫试验前可能无法区分其与正常静脉。

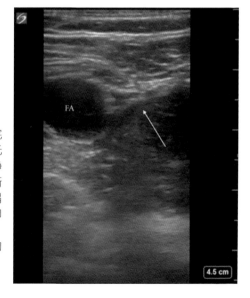

图14.12　受压后完全塌陷的静脉。无深静脉血栓时，静脉受到直接与均衡的压迫时可完全塌陷。此处展示的即为股静脉（CFV）受压后完全塌陷的情况。股动脉（FA）仅表现为略变平

图14.14——急性血栓形成
视频14.10——急性血栓形成

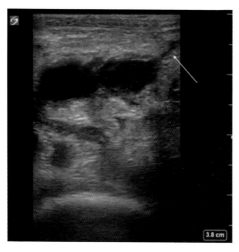

图14.13 不塌陷的静脉。该静脉受压后不塌陷，注意顶部扁平的股静脉和明显的静脉管腔，提示该静脉受压不完全塌陷，应考虑深静脉血栓，尤其是探查到静脉管腔内存在回声物质时。值得注意的是，大隐静脉（箭头所示）已完全塌陷，提示压迫静脉的力度已足够使静脉压缩，也意味着此部分静脉无血栓形成

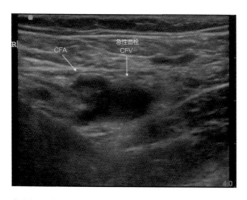

图14.14 急性血栓。急性血栓可导致静脉不可塌陷，伴有静脉腔内低回声物质

- 慢性血栓的回声通常比急性深静脉血栓更强。
  与急性血栓相比可表现为粗糙表面不光滑的形态[1]。
  长时间的慢性血栓中间可能会出现再通以允许血流
  通过深静脉血栓[1]。这可能显示为静脉壁增厚并变
  得不规则[3]。
  图14.15——慢性血栓
  视频14.11——慢性血栓

（2）浅静脉血栓

- 下肢浅静脉内形成血凝块。

- 与深静脉血栓相似。

- 并非抗凝治疗的适应证，建议患者随访一周后复查[1]。

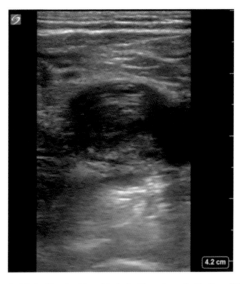

图14.15　慢性血栓。慢性深静脉血栓可表现为静脉不塌陷伴静脉
腔内高回声物质

要点

- 与影像科检查相比，在急诊室应用床旁超声评估患者可有效缩短住院时间[4]。

- 通常股静脉位于股动脉内侧，但是股动脉出现在股静脉前方的变异也很常见[1]。

- 静脉受压后容易塌陷。如果无法探查到静脉，可尝试减轻压迫探头的力量。

- 向静脉施加直接而均衡的压力来评估其受压性质。

  – 如果施压不均衡可导致无法完全压缩静脉，从而导致深静脉血栓的诊断可能出现假阳性。

  – 如果患者体型过大时也可能出现静脉无法完全压缩的情况，因为很难对其施加直接和均衡的压力。

- 慢性深静脉血栓可导致静脉无法完全压缩。

  – 深静脉血栓再通可使静脉壁变硬，对压迫的反应性降低。

- 深静脉血栓的诊断不可依赖于血栓的探查，因为随血栓的成熟其形态可能出现变化。

  – 如果静脉无法完全压缩，即使未能在静脉腔内看到血栓也可考虑深静脉血栓的诊断[2]。

- 慢性深静脉血栓的回声可能增强，伴管壁增厚不规则，未能观察到这种表现时可能难以区分急性和慢性血栓[3]。

- 在复发性深静脉血栓患者中，深静脉血栓的非彩色多普勒床旁超声检查可靠性降低。

  – 初次诊断深静脉血栓1年内约50%的超声检查存在异常[5]。

（金琪　译　赵珍珍　校）

参考文献

1. Costantino TG, Goett HJ, Peterson MA. Chapter 17: Deep venous thrombosis. In: Ma OJ, Mateer JR, Reardon RF, Joing SA, editors. Emergency ultrasound. 3rd ed. Beijing: McGraw-Hill Education; 2014. p. 479–502.

2. Del Rios M, Lewiss RE, Saul T. Focus on: emergency ultrasound for deep vein thrombosis. ACEP News website. March 2009. https://www.acep.org/clinical-practice-management/focus-on-emergency-ultrasound-for-deep-vein-thrombosis/. Accessed 25 Apr 2017.

3. Katz DS, Fruauff K, Kranz AO, Hon M. Imaging of deep venous thrombosis: a multimodality overview. Applied Radiology website. http://appliedradiology.com/articles/imaging-of-deep-venous-thrombosis-a-multimodality-overview. 5 March 2014. Accessed 25 Apr 2017.

4. Lewiss RE, Kaban NL, Saul T. Point-of-care ultrasound for a deep venous thrombosis. Global Heart. 2013; 8(3):329–333. http://www.sciencedirect.com/science/article/pii/S2211816013001646. Accessed 25 Apr 2017.

5. Bassi B, Nickels LC, Flach FE, DePortu G, Ganti L. Acute on chronic venous thromboembolism on therapeutic antico-agulation. Case Rep Emerg Med. 2013;2013:295261. 3 pages, doi:10.1155/2013/295261. Accessed 25 Apr 2017

第15章　皮肤和软组织超声

超声检查常用于皮肤和软组织疾病的评估。由于各结构位置表浅，适用于高频成像，因此相对容易操作，图像分辨率高，细节显示清晰。通常，超声可用于评估脓肿、蜂窝组织炎和皮肤、软组织内异物。近年来，有证据表明，超声在诊断坏死性筋膜炎方面正变得更加有用和有效，坏死性筋膜炎是一种危及生命的疾病，需要及时识别。本章将概述皮肤和软组织的基本解剖结构、图像采集、正常的超声图像和病变图像的解读。

15.1　临床应用与适应证

- 评估软组织感染。
- 评估软组织肿块：脓肿、血肿、淋巴结或囊肿。
- 识别软异物。

15.2　正常皮肤及软组织解剖

- 从浅到深：表皮、真皮和皮下组织中含有脂肪、血管、筋膜、肌肉和骨骼：
  - 更深层的组织（肌肉和骨骼）将在肌肉骨骼章节中描述。

本章在线补充电子资源（视频）：
https://doi.org/10.1007/978−3−319−68634−9_15

247

15.3 图像的采集

（1）探头选择

- 线阵探头适用于大多数检查：
  - 对于浅表结构，高频超声能提供更高的分辨率。
- 凸阵探头可用于评估肥胖患者的更深层结构。

（2）患者体位

- 取决于检查部位
- 水浴：
  - 适用于手/手指/脚/脚趾的检查。
  - 将需检查的部位放置在充满水的盆中，完全淹没待检查区域，然后仅将探头头端浸入水中，放在待检查部位的上面。
  - 这样不必施加压力到该检查区域，就可直观地观察其内部结构，也可以观察最表浅的结构[1]。
  - 图15-1——水浴位置
  - 图15-2——水浴超声

（3）标准检查视图

- 扫描两个平面，包括纵切面和横切面，二者相差90°。
- 先检查正常组织，以确定正常组织的解剖形态：
  - 从浅到深：
    表皮和真皮是屏幕上方最表浅的一层薄的高回声带[2]。
    皮下组织包含皮下软组织层，回声更低，厚度更厚[2]；

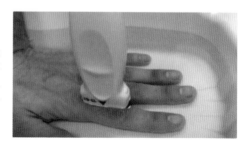

图15.1 水浴位置：为了便于清晰显示小器官，嘱患者将待查区置于一个水容器中，并将探头悬停在需检查的区域上方

有时在这一层中可以观察到血管。

筋膜表现为一层薄的高回声线状结构[2]。

肌肉一般为低回声纹理带；检查位置不同，肌肉层的厚薄程度不一。

骨组织表现为强回声表现伴后方声影。

- 图15.3——软组织层

- 视频15.1——正常皮肤和软组织超声

- 接下来扫查病变区域，以评估其疾病情况。

- 使用测量功能，测量观察到的肿块或者积液的大小。

图15.2　水浴超声：水浴超声检查手背，可将探头与待查区域分离，便于该区域的清晰显像

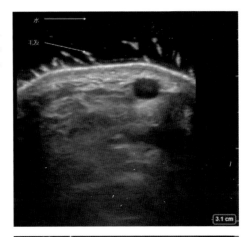

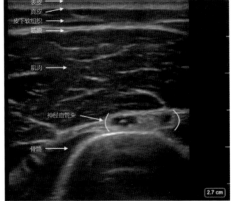

图15.3　软组织层：软组织层从浅到深包括表皮、真皮、皮下软组织（皮下）、筋膜、肌肉和骨骼

15.4 皮肤软组织病变

- 蜂窝组织炎
  - 细菌从皮肤破裂处入侵导致皮肤和皮下脂肪层感染。
  - 蜂窝组织炎可通过皮下软组织增厚，回声增强来识别，这些炎性高回声区域被低回声液体带分隔[1-2]：此特征被称为鹅卵石样改变[1]。
    这是由于皮下水肿积聚形成的。
  - 图15.4——蜂窝织炎
  - 视频15.2——蜂窝织炎
  - 图15.5——蜂窝织炎伴软组织水肿增加
  - 视频15.3——蜂窝织炎伴软组织水肿增加
- 脓肿
  - 分隔的细菌性感染导致脓液积聚。
  - 可通过含有碎片样结构的低回声积液来识别，边界不规则，且不伴后方回声增强[1]：
    图15.6——皮下软组织脓肿
    视频15.4——皮下软组织脓肿
  - 探头加压时可见内部旋转流动，这可与含液体的实性肿块相鉴别：
    视频15.5——探头加压时，脓肿内部回声旋转流动
  - 彩色多普勒显示脓肿内部无血流信号。
  - 脓腔中的明显气体提示其内含有产气微生物的存在，需要紧急治疗：
    在脓肿腔内，气体表现为强回声区[2]，伴有"脏"后方声影和彗尾征。
- 坏死性筋膜炎
  - 严重感染导致软组织坏死，并沿筋膜层迅速扩散。
  - 早期坏死性筋膜炎常与蜂窝织炎相似，可出现鹅卵石样改变。

图15.4 蜂窝织炎：蜂窝织炎通常表现为皮下组织的鹅卵石样改变，并伴有真皮层增厚

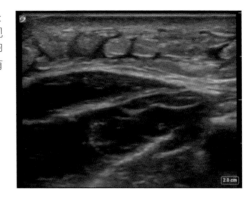

图15.5 蜂窝织炎伴软组织水肿增加：当蜂窝织炎变得更严重或伴有水肿时，皮下软组织内液体量将增加，表现为增厚的无回声囊袋

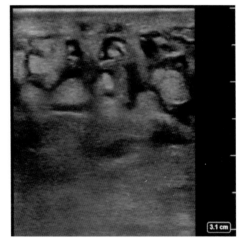

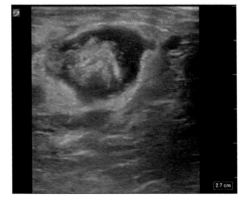

图15.6 皮下软组织脓肿：低回声积液并伴有密集回声的充填，提示为小脓肿

- 在发病后期，皮肤和筋膜层亦增厚，回声增强并伴有周围液体积聚[2-4]：

  大于4mm的筋膜深部积液，高度提示坏死性筋膜炎的可能[2-3]。

  图15.7——坏死性筋膜炎伴周围积液

  视频15.6——坏死性筋膜炎伴周围积液

- 软组织内有气体出现，提示其内存在产气微生物，也是超声诊断此种疾病的重要特征，表现为"脏"声影及混响伪像[2]。

  图15.8——坏死性筋膜炎伴"脏"声影

- 血肿

  – 血液的聚集，通常是由于外伤或者近期手术所致的创伤，如心导管检查。

  – 低回声液体聚集，通常可表现出分层的特征[5]。

  – 可能类似于脓肿，临床病史将有助于鉴别软组织积液的性质：

  – 图15.9——血肿

  – 视频15.7——血肿

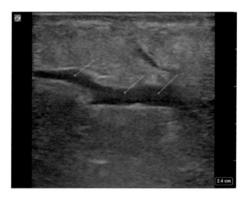

图15.7 坏死性筋膜炎伴周围积液：液体沿筋膜周围聚集，皮下软组织增厚，正常结构层次消失，大于4 mm的筋膜周围积液可提示坏死性筋膜炎

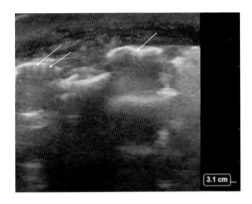

图15.8　坏死性筋膜炎伴皮下积气：坏死性筋膜炎超声诊断敏感性高，因产气细菌可导致皮下积气，可通过空气组织界面的"脏"声影（箭头所示）来诊断

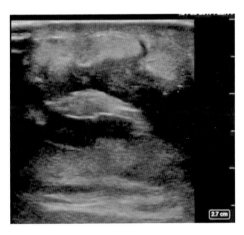

图15.9　血肿：低回声积液表示腹腔积血，在超声检查时可能会与脓肿混淆

- 异物
  - 与周围结构相比，表现为高回声。
  - 木材或塑料异物通常伴有后方声影[2]:

    图15.10——木材/塑料异物伴后方声影
  - 金属物体会伴有彗星尾征或后方混响伪像[2]:

    图15.11——金属异物

    视频15.8——金属异物长轴成像

    视频15.9——金属异物短轴成像

图15.10　异物: 水浴超声显示手指软组织内的异物（箭头所示）

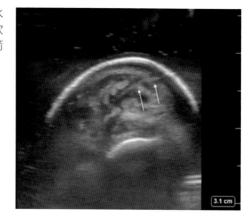

图15.11　金属异物: 该强回声异物是静脉药物滥用患者颈部软组织内的一根断针

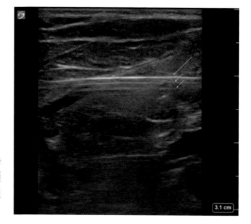

要点

- 鹅卵石征可出现在引起软组织水肿的其他疾病中。因此，超声不能明确水肿区域是否存在蜂窝织炎。

- 软组织超声诊断脓肿的特异性较高，但并不适用于排除或诊断蜂窝织炎。

- 一定要对脓肿的底部进行观察，如果无法显影，很可能提示这不是一个单纯的浅表脓肿，需要进一步的影像科或外科会诊。

- 超声不能排除坏死性软组织感染。

- 淋巴结可能看起来类似于脓肿，特别是在腋窝、颈部和腹股沟区域。与淋巴结不同，脓肿在受压时会出现回声的旋转流动，并且彩色多普勒显示内部无血流信号：
    - 图15.12——淋巴结
    - 视频15.10——淋巴结

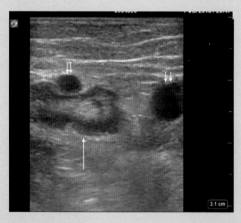

图15.12　淋巴结：淋巴结（单箭头所示）中髓质为高回声，皮质为低回声，双箭头表示周围血管结构

（羊黎晔　译　李永华　校）

参考文献

1. SonoSim Ultrasound Training Solution [Video]. Santa Monica, CA: SonoSim Inc.; 2017.
2. Dewitz A. Chapter 18: Musculoskeletal, soft tissue, and miscellaneous applications. In: Ma OJ, Mateer JR, Reardon RF, Joing SA, editors. Emergency ultrasound. 3rd ed. New York: McGraw-Hill Education; 2014. p. 503–68.
3. Yen Z, Wang H, Ma H, Chen S, Chen W. Ultrasonographic screening of clinically-suspected necrotizing fasciitis. Acad Emerg Med 2002; 9(12):1448–1451. http://onlinelibrary.wiley.com/doi/10.1197/aemj.9.12.1448/epdf. Accessed 17 Apr 2017.
4. Wronski M, Slodkowski M, Cebulski W, Karkocha D, Krasnodebski I. Necrotizing fasciitis: early sonographic diagnosis. J Clin Ultrasound 2011; 39(4)236–239. http://edus.ucsf.edu/sites/edus.ucsf.edu/files/wysiwyg/Necrotizing%20fasciitis%3A%20 Early%20 sonographic%20diagnosis.pdf. Accessed 17 Apr 2017.
5. Jacobson JA. Chapter 6: Hip and thigh ultrasound. In: Jacobson JA, editor. Fundamentals of musculoskeletal ultrasound. 2nd ed. Philadelphia, PA: Sanders; 2013. p. 162–211.

第16章 眼部超声

　　超声使得医师可以更有效、更准确地评估急性视力丧失的患者。通过超声可以观察表浅软组织后方的结构，而且可以评估晶状体、视网膜、玻璃体、眼神经和血管等结构发生疾病的情况。超声可帮助医师及时检查如视网膜脱离或视网膜中央动脉阻塞等疾病，有利于及时治疗并防止后遗症的发生。除了眼部疾病，超声还可以评估诸如颅内压升高等神经系统的疾病。本章将概述眼部超声的检查指征、基本的眼部解剖、图像采集、正常的眼部超声解剖和病理图像的解读。

16.1　临床应用与适应证

- 视力丧失
- 眼睛疼痛
- 评估玻璃体视网膜疾病，如异物、玻璃体出血、玻璃体脱离、视网膜脱离和晶状体脱位或半脱位。
- 评估颅内压（intracranial pressure，ICP）增高或视乳头水肿。

16.2　正常眼部解剖

- 眼部浅表层解剖
  - 结膜是覆盖眼睛表面和眼睑内表面的透明膜。
  - 巩膜几乎覆盖整个眼睛表面（除了角膜），外观为白色。

本章在线补充电子资源（视频）：
https://doi.org/10.1007/978-3-319-68634-9_16

  - 角膜位于眼睛中央，与巩膜汇合。角膜后面是虹膜和瞳孔。
- 眼部深层解剖
  - 前房是一个充满液体的空间，前部与角膜交界，后部与虹膜和瞳孔交界。
  - 虹膜是一种盘状结构，可给眼睛提供颜色，中间有一个瞳孔。
  - 瞳孔后侧是晶状体，呈双凸结构。
  - 玻璃体位于晶状体和视网膜之间的较大空间内，其中包含玻璃体液，是一种凝胶状物质。
  - 视网膜是沿着眼眶后内壁走行的薄膜，与视神经盘和锯齿缘相连。
  - 视神经起源于眼球后方，周围包绕视神经鞘。
  - 黄斑位于视神经的外侧。
  - 视网膜中央动脉起源于眼动脉，在视神经中间走行。

16.3 图像的采集

（1）探头选择
- 线阵探头
（2）患者体位
- 仰卧，床头调整约30°倾斜。
- 患者的头部应向上倾斜，此时眼眶平面与地面相对平行。
- 在患者的眼睛上涂上至少1cm的凝胶以防止眼球受压。
- 注意不要对患者的眼睛施加压力，为了便于扫描，可以将手放在患者的面部或鼻子上。
- 图16.1——患者体位

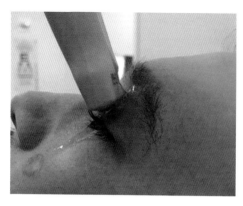

图16.1　患者体位：将患者的头部向后倾斜，并在闭合的眼睑上涂上足够多的凝胶

（3）标准检查切面

- 采集横切面和矢状面上的眼睛超声图像。
- 将探头放置在患者眼睛上，探头标记指向右侧，可以获取眼部横切面：
  - 观察眼睛浅层的前房和后方的后晶状体，向后依次为后房和视网膜。
  - 组成后房的大部分结构是无回声的玻璃体。
  - 视神经沿着眼球后方走行，被视神经鞘包裹。
  - 视网膜中央动脉和中央静脉位于视神经中枢，这些结构可用彩色多普勒来识别。
  - 让患者闭着眼睛左右转动眼球，以进行动态成像，这可以敏感地发现如玻璃体脱离、视网膜脱离或玻璃体出血等病变。

- 图16.2——正常眼部超声及其各结构的名称
- 视频16.1——正常眼部超声
- 旋转探头90°，使探头标记指向头端：
  - 显示与横切面视图上相同的解剖结构。
  - 让患者闭上眼睛上下转动眼球。
- 测量视神经鞘的直径（optic nerve sheath diameter，ONSD）：
  - 用于评估颅内压是否增高。
  - 识别视神经及其伴随的神经鞘：
    神经为低回声结构，两侧都有高回声的神经鞘。
    图16.3——视神经
  - 测量距离视神经盘后部3mm左右的范围[1]。
  - 正常的ONSD可达5.7mm[2-3]。
  - 图16.4——ONSD测量

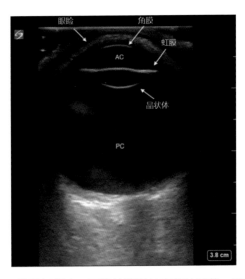

图16.2　正常眼部超声：正常的眼保持完整的形状，具有圆形角膜、前房（AC）、虹膜、晶状体和后房（PC）等结构。可适当调整深度以显示整个眼球和视神经

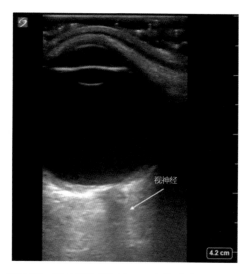

图16.3 视神经：视神经为低回声，两侧都有高回声的神经鞘包绕

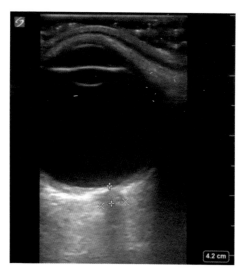

图16.4 ONSD测量：测量视神经盘后方3mm左右的神经鞘的直径

16.4 眼部病变

- 玻璃体出血
  - 血液渗入后房，最常见的原因是玻璃体后脱离（posterior vitreous detachment，PVD），但也可能是由于外伤或者甚至是先天性的。
  - 出现在后房中的回声碎片：可表现为回声的分层[2]。
  - 眼球移动时，动态眼部成像可观察到回声碎片的旋转。
  - 图16.5——玻璃体出血
  - 视频16.2——玻璃体出血
- 视网膜脱离（RD）
  - 视网膜与其下方上皮层的分离。
  - 其后方可见较厚的回声带。

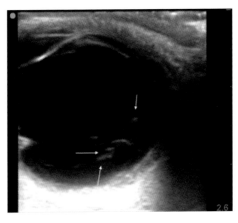

图16.5　玻璃体出血：在眼球的动态运动过程中，回声碎片（箭头所示）在眼球的后房内旋转

- 随着眼球的动态运动，回声带的运动幅度较小，仍与视神经盘和锯齿缘相连[1]：
  附着点有助于区分视网膜脱离和玻璃体后脱离。
- 常伴有玻璃体出血。
- 图16.6——视网膜脱离
- 视频16.3——视网膜脱离
- 玻璃体后脱离（PVD）
  - 玻璃体凝胶脱离附着膜的退变过程。
  - 增高图像增益以识别PVD，PVD在后房内表现为光滑薄膜状实质回声。
  - 随着眼睛的动态运动，实质回声将在后房内旋转运动[2]。
  - 可与视网膜脱离相混淆。
    视网膜可附着于视神经盘或锯状缘上。

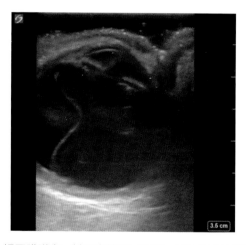

图16.6　视网膜脱离：其后方的厚回声带，通过动态的眼球运动，可观察到视神经盘和锯齿缘附近的视网膜

- 图16.7——玻璃体后脱离
- 视频16.4——玻璃体后脱离
- 眼球后血肿
  - 与周围组织相比，眼球后部的积血常表现为低回声。
  - 眼部血肿的压力可导致眼球扭曲[1]。
  - 图16.8——球后血肿
- 晶状体脱位
  - 由于完全脱位，晶状体不会出现在中心位置，一般在前房的后面。
  - 图16.9——晶状体脱位
  - 视频16.5——晶状体脱位
  - 也可发生晶状体半脱位，即部分脱位：
    晶状体可能看起来处于其正常位置；然而，随着眼睛的运动，晶状体将独立于其他眼部结构而自由运动[1]。
    视频16.6——晶状体半脱位

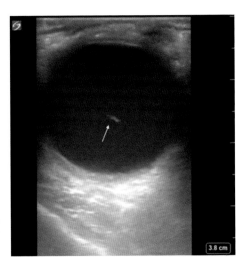

图16.7 玻璃体后脱离：随着增益的增加，PVD（箭头所示）表现为光滑的薄膜样结构，这种膜状回声随着眼睛的动态运动而自由移动，与视网膜脱离不同，不附着于视神经盘

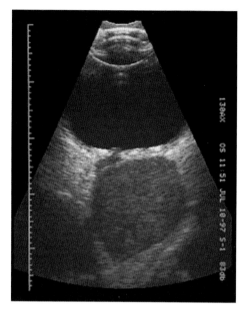

图16.8 球后血肿：眼球后部的透声区，通常类似于吉他拨片的形状

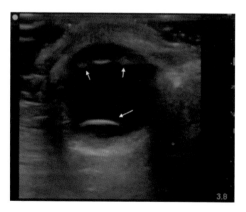

图16.9 晶状体脱位：在这个完全脱位的病例中，晶状体在后房的底部（白色箭头所示），注意在睫状体附近的位置没有晶状体（黄色箭头所示）

- 异物
  - 异物表现为位于玻璃体内或嵌入眼表软组织结构内的高回声声影：

    可能伴有玻璃体出血

    图16.10——异物

    视频16.7——异物
- 视网膜中央动脉阻塞
  - 利用彩色多普勒评估眼球后方的血液供应：

    图16.11——视网膜中央动脉彩色多普勒和脉冲多普勒表现
  - 也可以在视神经盘后方的视神经鞘内看到高密度回声区，称为球后斑点征[4]：

    图16.12——视网膜中央动脉阻塞，B型超声
- 视神经鞘直径增粗
  - 定义为直径大于5.7mm[2-3]：

    预测颅内压升高大于20mmHg[2]。

    随着ICP的剧烈增加，视神经鞘可以与视神经分离，这将表现为视神经鞘内的高回声环，称为"新月征"[1]。
  - 如果为双侧病变，则可能提示颅内压升高。
  - 如果为单侧病变，则可能提示为视神经炎。
  - 图16.13——ONSD增粗

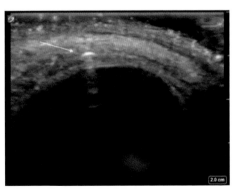

图16.10 异物：眼部浅表层软组织内的高回声（箭头所示），金属物体显示为异物后方混响伪像

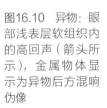

图16.11　视网膜中央动脉的彩色多普勒和脉冲多普勒表现：利用彩色和脉冲多普勒评估眼球后方的血液供应。将脉冲多普勒超声的取样窗置于彩色信号内，这是视网膜中央动脉血流脉冲多普勒频谱的示例图像

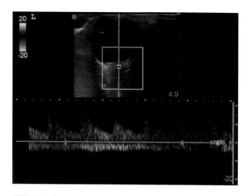

图16.12　视网膜中央动脉阻塞，B型超声成像：位于视神经盘后方的视网膜中央动脉内的高回声，通常被称为眼球后斑点征（箭头所示）

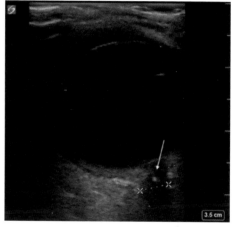

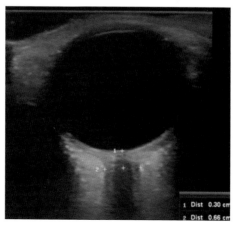

图16.13　ONSD增粗：直径大于5.7mm的视神经被认为存在病变

要点

- 眼球破裂是眼部超声的禁忌证。
- 使用大量凝胶以采集最佳图像，避免眼球受压。
- 增加增益，以识别后房内的伪影、出血、PVD或RD。
- 对于儿童，ONSD大于4.5mm时即可确诊颅内压增高[1-2]。
    - 1岁以下的婴儿，ONSD大于4.0mm时，即提示颅内压增高[1]。

（郭芳琪 译　刁宗平 校）

参考文献

1. Lyon M, von Kuenssberg JD. Chapter 19: Ocular. In: Ma OJ, Mateer JR, Reardon RF, Joing SA, editors. Emergency ultra-sound. 3rd ed. Beijing: McGraw-Hill Education; 2014. p. 569–86.

2. SonoSim Ultrasound Training Solution [Video]. Santa Monica, CA: SonoSim Inc.; 2017.

3. Tran V, Irwin Z. Chapter 22: Ocular ultrasound. In: Fox JC, editor. Clinical emergency radiology. 2nd ed. Cambridge: Cambridge University Press; 2017. p. 324–30.

4. Nedelmann M, Graef M, Weinand F, Wassill K, Kaps M, Lorenz B, Tanislav C. Retrobulbar spot sign predicts thombolytic treatment effects and etiology in Central Retinal Artery Occlusion. Stroke. 2015; 46(8) 2322-2324. June 25, 2015. https://doi.org/10.1161/STROKEAHA.115.009839. Accessed 14 Apr 2017.

第17章 儿科超声

本章将重点描述儿童的床旁超声检查。在儿科急诊中，因其无辐射、方便快捷等优点，重点超声检查使用的频率愈加频繁。本章将介绍儿科床旁超声检查的适应证，图像采集要点及病理图像的解读，包括阑尾炎、幽门狭窄、肠套叠和睾丸扭转等。

17.1 阑尾炎

（1）适应证

- 右下象限或脐周疼痛
- 厌食
- 发热
- 呕吐

（2）图像采集

- 探头选择：
  - 线阵探头：评估体型较瘦患者阑尾的首选
  - 凸阵探头
  - 相控阵探头
- 患者体位：
  - 患者取仰卧位，头平卧，膝盖弯曲，使腹部肌肉放松。
- 嘱患儿指出疼痛最剧烈的部位，将探头放在对应位置开始扫查：
  - 首先，采集横切面图像，探头标记指向患者右侧。

本章在线补充电子资源（视频）：
https://doi.org/10.1007/978-3-319-68634-9_17

- 其次，从腹部的上方至下方扫查，识别阑尾。
- 阑尾可见起源于盲肠，位于髂血管的前方。
  通常，阑尾是可压缩的管状结构，末端呈盲管状，其外径小于6mm。儿童正常上限为5.7mm，成人正常上限为6mm。
- 旋转探头90°，使探头标记指向患者头部，以获得矢状切面图像。

- 或者，将探头放在结肠肝曲，沿着升结肠向下扫查至盲肠。
- 对探头轻柔施加压力，以驱赶肠气，可更好地显示腹腔内部结构。
- 正常的阑尾具有蠕动和可压缩性[1]。

（3）病理图像

- 非蠕动、不可压缩、外径大于6mm的盲端管状结构[1-3]：
  - 对于儿科患者，阑尾直径大于5.7mm，可考虑急性阑尾炎的诊断[2]。
  - 图17.1——急性阑尾炎
  - 图17.2——阑尾外径大于5.7mm
  - 视频17.1——阑尾长轴切面

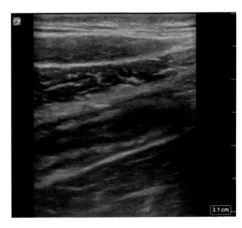

图17.1 急性阑尾炎: 为盲端管状结构, 外径大于5.7mm

- 以下几点也可提示急性阑尾炎：
  - 靶环征：

    图17.3——靶环征

    视频17.2——靶环征

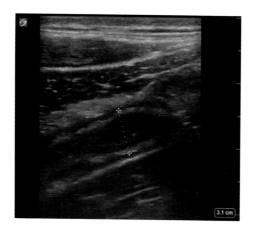

图17.2　阑尾外径大于5.7mm：本图显示小儿阑尾外径测量值大于5.7mm

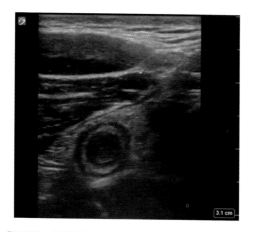

图17.3　靶环征：当阑尾出现炎症时，图像如同高低回声相间的同心环

- 肠壁厚度大于3mm[4]。
- 阑尾结石伴后方声影[3, 5]：

  图17.4——阑尾结石

  视频17.3——阑尾结石
- 阑尾周围积液[5]：

  图17.5——阑尾炎伴周围积液

  视频17.4——阑尾炎伴周围积液
- 脂肪组织包裹导致阑尾周围回声增强[6]。
- 彩色多普勒可显示急性阑尾炎的血流信号增多，称为"火环征"[1]。

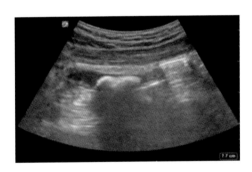

图17.4　阑尾结石：阑尾腔内的高回声病灶及其后方声影

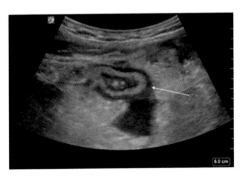

图17.5　阑尾炎伴周围积液：炎性液体（箭头所示）围绕阑尾

- 穿孔可通过积液、低回声肿块或相邻肠壁增厚来识别：
  - 可能存在复杂性脓肿积液。

（4）要点

- 正常阑尾由于体积小且无炎症发生时，显示率小于15%[1]。
- 未扫查到正常的阑尾，并不能排除阑尾炎的可能性。

17.2　肠套叠

（1）适应证

- 腹部绞痛
- 呕吐
- 粉红色果胶样大便
- 嗜睡

（2）图像采集

- 探头选择：
  - 凸阵探头
  - 相控阵探头
  - 线阵探头：可用于较瘦的患者
- 患者体位：
  - 仰卧位，床头放平，膝盖弯曲，腹部肌肉放松。
- 将探头放在右下腹部，沿着大肠的走行扫查。
  - 小肠套叠比较罕见，虽然也有一定可能性。
- 另一种评估肠套叠的方法，使用类似割草机的方法，上下滑动探头，扫查整个腹部。
- 大多数肠套叠位于右上腹部内。

（3）病理学

- 一段肠管套进了另一段肠管内。
  - 通常发生在回盲部交界处

- 图17.6——肠套叠
- 在横切面上，肠套叠显示为高低回声相间的"同心圆"征，代表了周围有积液的肠壁和肠腔内粪便[1]：
  - 被称为"甜甜圈征"或"靶环征"
  - 图17.7——甜甜圈征

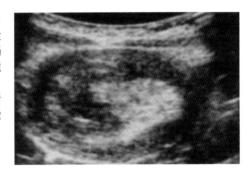

图17.6 肠套叠：在纵切面上，一段肠管嵌入另一段肠管内，如同望远镜产生可伸缩效应，通常被称为"假肾征"，因为外观像一个肾脏

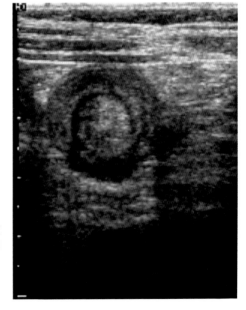

图17.7 甜甜圈征：在横切面中表现为低回声和高回声交替的同心环，分别代表着肠壁分层、周围积液和肠腔内的粪便

17.3 幽门狭窄

（1）适应证
- 喷射状非胆汁性呕吐：
  - 通常发生在出生的最初数周（4~8周）。
- 上腹部可触及橄榄形肿块。

（2）图像采集
- 探头选择：
  - 线阵探头
- 患者体位：
  - 患者仰卧，床头放平。
- 将探头倾斜置于上腹部，探头标记指向患者的左肩：
  - 图17.8——探查幽门狭窄的探头位置

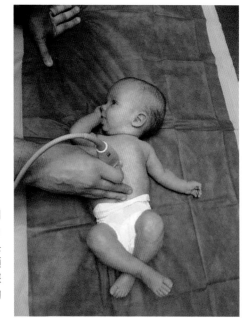

图17.8 探查幽门狭窄的探头位置：患者仰卧位，床头放平，将探头倾斜置于上腹部，探头标记指向患者的左肩

- 扇形向上转动探头，指向右肩部，然后扇形向下转动探头，指向右臀部：
  - 如果患者腹部有大量肠气，可轻柔压迫目标区域，尽量赶走肠道气体。
  - 或改变患者体位，使其右侧卧位，以便将空气向上移动至胃底，液体向下移动。

（3）病理图像

- 幽门肥大时阻挡食物通过胃进入小肠，出现幽门狭窄。
- 识别幽门管
  - 与回声较高的肠黏膜相比，外层肌肉层厚，将呈现为低回声：

    图17.9——短轴切面显示幽门狭窄
  - 测量幽门肌层厚度：大于3mm是诊断依据[7-8]。
  - 幽门狭窄的其他表现：

    幽门长度大于14～20mm[8]

    幽门直径大于12mm[8]

    幽门体积（胃内液体）大于12ml[9]
  - 图17.10——幽门狭窄时的测量

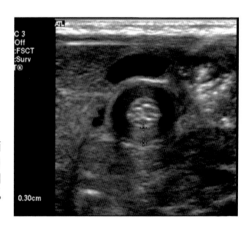

图17.9 短轴切面显示幽门狭窄：内层黏膜显示为高回声，较厚的外层肌层显示为低回声

图17.10　幽门狭窄时的测量：幽门肌厚度大于3mm，幽门管道长度大于14~20mm，直径大于12mm。胃内还可见积液存在

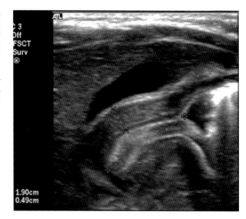

17.4　睾丸扭转

（1）适应证

- 急性睾丸疼痛发作。
- 怀疑睾丸扭转的任何可能性。

（2）图像采集

- 探头：线阵探头。
- 患者体位：
  - 仰卧位。
  - 用覆盖在患者腿上的巾单像吊索一样支撑睾丸，阴囊放在毛巾上面。
  - 另外一条巾单覆盖敏感区域。
- 采集两侧睾丸同时出现的图像，观察正常一侧和患侧回声的不同。
- 在横向和纵向切面上，首先检查正常的睾丸：
  - 正常睾丸为椭圆形、均匀的低回声。
  - 注意睾丸的回声强度、质地和大小：

图17.11——正常睾丸

视频17.5——正常睾丸

- 利用彩色多普勒，观察血流模式：

图17.12——正常睾丸的彩色多普勒图像

视频17.6——正常睾丸的彩色多普勒图像

- 检查患侧睾丸的横向和纵向切面：
  - 将其回声、质地和大小与正常的一侧进行比较。
  - 将其彩色多普勒血流图与正常的一侧进行比较。

- 参见第13章 睾丸超声，获取完整的睾丸超声检查流程和细节。

（3）病理学

- 精索扭转导致静脉充血和阻塞，随后动脉血流量减少，动脉最终完全阻塞，导致睾丸缺血和梗死[10-11]。

- 扭转的角度在180°～720°之间，一般在扭转450°之后，血流被完全阻塞[11]。

- B型（2D）成像：
  - 与正常的睾丸相比，扭转的睾丸体积增大，并会出现低回声，分布不均匀。

图17.13——睾丸扭转

视频17.7——睾丸扭转

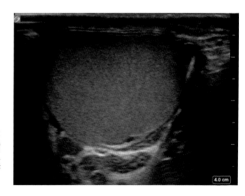

图17.11 正常睾丸：B型超声显示正常睾丸的纵切面，其为均匀的实质

图17.12 正常睾丸的彩色多普勒成像：正常睾丸内的血流信号

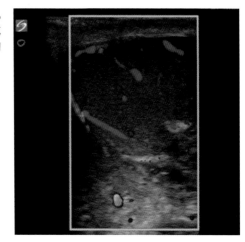

图17.13 睾丸扭转：睾丸体积增大，回声减弱，分布不均，可考虑睾丸扭转的可能

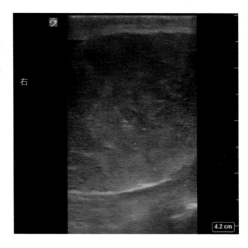

- 彩色多普勒成像：
  - 彩色多普勒信号减少，完全扭转时，无彩色多普勒信号出现。
  - 要经常与正常侧睾丸对比血流信号。
  - 视频17.8——睾丸扭转时的彩色多普勒成像
- 能量多普勒：
  - 它可识别低速的血流信号，可用来评估扭转时的血流状况。

- 能量多普勒显示睾丸内无血流信号时，可诊断为睾丸扭转[12]。
- 图17.14——正常睾丸的能量多普勒成像
- 图17.15——睾丸扭转时的能量多普勒成像

• 超声矢状面上可以显示扭转的精索恰好位于睾丸和附睾的上方。

- 这种现象类似于涡流[11]。

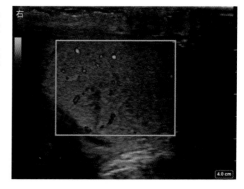

图17.14 正常睾丸的能量多普勒成像：能量多普勒显示正常睾丸的低速血流状态

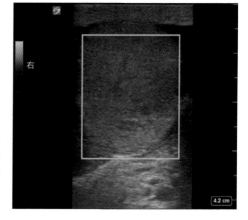

图17.15 睾丸扭转时的能量多普勒成像：睾丸扭转时实质内无血流信号显示

（4）要点

- 一旦发生完全扭转，睾丸便失去血流灌注，梗死和活性丧失会迅速发生：
  - 3小时内存活率约100%，6小时为90%，12小时为50%，24小时为10%[11]。
- 睾丸扭转的超声发现因血管受累的持续时间和程度不同而有所不同。
- 睾丸扭转仍为临床诊断，超声检查为阴性时也不能完全排除[11]，特别是在部分扭转和间歇性扭转的情况下。
- 如果彩色血流成像难以显示清楚，可切换到能量多普勒模式检查：
  - 将增益调节至最高，以获取明显的血流信号并避免周围出现伪影。
  - 有关能量多普勒更多内容详阅第1章。

儿科超声要点

- 分散患儿注意力，可有助于患者更好地配合检查。
- 如果有条件，尽量使用温暖的耦合剂来检查，以便使患儿感觉更舒适。

（蔡珠虹　译　赵佳琦　校）

参考文献

1. SonoSim Ultrasound Training Solution [Video]. Santa Monica, CA: SonoSim Inc.; 2017.
2. Park NH, Oh HE, Park HJ, Park JY. Ultrasonography of normal and abnormal appendix in children. World J Radiol. 2011; 3(4):85–91. https://www.ncbi.nlm.nih.gov/pmc/articles/PMC3084437/. Accessed 17 Apr 2017.

3. Janitz E, Naffaa L, Rubin M, Ganapathy SS. Ultrasound evalu-ation for appendicitis focus on the pediatric population: a review of the literature. J Am Osteopath Coll Radiol. 2016; 5(1):5–14. http://www.jaocr.org/ articles/ultrasound-evaluation-for-appendicitis-focus-on-the-pediatric-population-a-review-of-the-literature. Accessed 17 Apr 2017.

4. Paspulati RM. Chapter 23: Ultrasonography of bowel disorders. In: Dogra V, Rubens D, editors. Ultrasound secrets. London: Elsevier Health Sciences; 2004. p. 207–11.

5. Chao A, Gharahbaghian L. Tips and tricks: ultrasound in the diagnosis of acute appendicitis. American College of Emergency Physicians website. April 2015. https://www.acep.org/Content. aspx?id=101803. Accessed 15 Apr 2017.

6. Old JL, Dusing RW, Yap W, Dirks J. Imaging for suspected appendicitis. Am Fam Phys. 2005; 71(1):71–78. http://www.aafp. org/afp/2005/0101/p71.html. Accessed 15 Apr 2017.

7. Costa Dias S, Swinson S, Torrao H, Goncalves L, Kurochka S, Vaz CP, Mendes V. Hypertrophic pyloric stenosis: tips and tricks for ultrasound diagnosis. Insights Imag. 2012; 3(3):247–250. https:// www.ncbi.nlm.nih.gov/pmc/articles/PMC3369120/. Accessed 17 Apr 2017.

8. Hussain M. Sonographic diagnosis of infantile hypertrophic pyloric stenosis – use of simultaneous grey-scale and colour Doppler examination. Int J Health Sci. 2008; 2(2):134–140. https://www.ncbi. nlm.nih.gov/pmc/articles/PMC3068743/ Accessed 17 Apr 2017.

9. Rohrschneider WK, Mittnacht H, Darge K, Troger J. Pyloric muscle in asymptomatic infants: sonographic evaluation and discrimination from idiopathic hypertrophic pyloric stenosis. Pediatr Radiol. 1998; 28(6):429–434. http://link.springer.com/arti cle/10.1007%2Fs002470050377 Accessed 17 Apr 2017.

10. Fischer JW, Sivitz AB, Abo AM. Chapter 20: Pediatric applica-tions. In: Ma OJ, Mateer JR, Reardon RF, Joing SA, editors. Emergency ultrasound. 3rd ed. Beijing: McGraw-Hill Education; 2014. p. 587–630.

11. Goldenberg E, Gilbert BR. Chapter 4: Scrotal ultrasound. In: Gilbert BR, editor. Ultrasound of the male genitalia. New York: Springer; 2015. p. 75–124.

12. Adhikari S. Chapter 13: Testicular. In: Ma OJ, Mateer JR, Reardon RF, Joing SA, editors. Emergency ultrasound. 3rd ed. Beijing: McGraw-Hill Education; 2014. p. 353–80.

第18章 超声引导下的操作

18.1 超声引导下外周静脉通路的建立

（1）操作适应证
- 困难的静脉通路
    - 困难静脉通路的危险因素包括：
        透析
        镰状细胞病
        糖尿病
        化疗
        脱水
        肥胖
        水肿
        静脉药物滥用
        既往困难静脉通道病史
    - 多次尝试后仍无法成功建立静脉通路

（2）操作并发症
- 感染、静脉炎、血肿
- 血管外置管
- 移位与外渗

（3）探头选择
- 线阵探头

（4）设备
- 静脉针与导管
    - 尽可能选择长导管。

本章在线补充电子资源（视频）：
https://doi.org/10.1007/978-3-319-68634-9_18

- 图18.1——长与短的静脉导管
- 超声耦合剂
  - 对于深静脉置管和抽血培养时推荐应用无菌外科润滑剂。
- 消毒棉棒
  - 对于深静脉置管推荐使用氯己定消毒。
- 止血带
- 肝素帽接头
- 冲洗的生理盐水
- 贴膜
- 手套

（5）患者体位与解剖标记

- 取平卧位，手臂前伸外旋
  - 图18.2——外周静脉置管的患者体位
- 血管为无回声结构。
  - 静脉壁薄且可压缩。
  - 动脉壁厚伴波动，不易被压缩。
  - 图18.3——动脉与静脉的超声图像
- 肱静脉与肱动脉和正中神经伴行，位于上臂内侧。
- 贵要静脉位于肱血管内侧。
- 图18.4——肱静脉与贵要静脉的位置

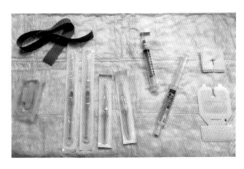

图18.1 长与短的静脉导管：外周静脉置管所用的短导管（1.6cm）和长导管（2.1cm）

图18.2 外周静脉置管的患者体位: 准备采用超声引导下外周静脉置管时前伸与外旋手臂

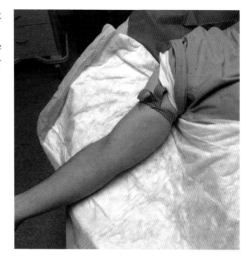

图18.3 动脉与静脉的超声图像。动脉(A)受压时为圆形, 壁厚伴搏动。静脉(V)壁薄, 受压时可被压缩

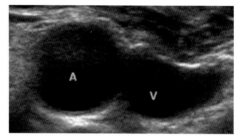

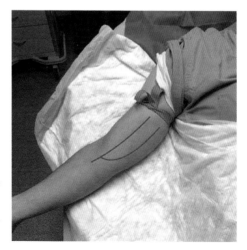

图18.4 肱静脉与贵要静脉的位置。上臂肱静脉和贵要静脉的大概定位

（6）准备

- 任何时候都要保持谨慎。
- 应用止血带。
- 在超声下识别血管。
  - 静脉距离皮肤表面小于1.5cm时成功率升高[1]。
- 使用消毒敷料清洁探头。
- 非优势手握住探头并置于血管上：
  - 注意不要用力按压探头，因为这样会导致静脉位置变深且可能被压缩。
  - 图18.5——探头位置
- 调节深度使血管位于屏幕正中间。
- 增加增益使屏幕上针头呈现为高亮色。
- 图18.6——超声引导外周静脉置管的理想图像

（7）技术

- 两种技术（平面内或平面外）
  - 图18.7a——平面内
  - 图18.7b——平面外
- 平面外技术
  - 使用横断切面来显示静脉。
  - 探头标记方向应该与超声屏幕一致。

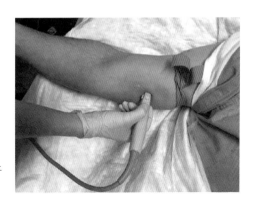

图18.5　探头置于贵要静脉区域

- 在横断切面上辨认静脉。
- 尝试穿刺前应保证静脉是可压缩的。
- 在探头远端进针，保持角度为15°~30°。

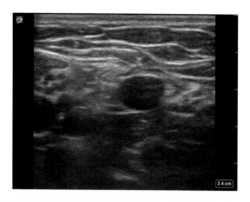

图18.6　超声引导外周静脉置管的理想图像。当靶血管深度在1~1.5cm且位于屏幕中心时成功率升高

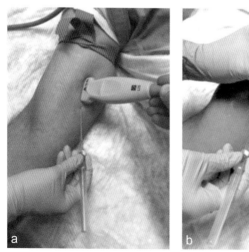
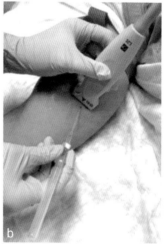

图18.7　平面内（a）与平面外（b）技术

图18.8——针相对于探头的位置

- 可于皮下组织中找到针头，呈现为小的白色亮点。

图18.9——针尖

- 随着针尖离血管越来越近，在进针时应滑动探头来保证针尖的显影。

- 一旦针尖进入血管，将针放平并进入至少2mm来确保针和导管均进入血管腔内。

图18.10——血管内针尖的位置

注意：导管尖端位于针尖斜面略上方，因此在初见回血时针进入血管内的深度可能还不足以前推导管。

- 固定针并缓慢推进导管，直至其完全进入血管腔。

- 视频18.1——平面外外周静脉置管技术

- 平面内

  - 以长轴切面显示静脉。

  - 将探头置于血管上方，标记指向针。

  标记指向另一侧也可以完成置管。

  - 在该切面下，静脉显示为无回声管样结构。

  - 在探头外缘远端进针，保持角度为15°～30°。

  图18.11——长轴切面时探头和针的位置

  - 如果针位于探头声束正下方，则可显示整根针，并可观察其进入血管的整个过程。

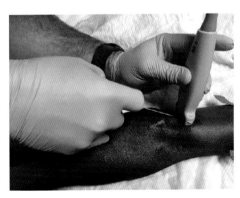

图18.8 针刺入皮肤时的探头。以非优势手握住探头使其保持于拟穿刺血管的正中间位置。优势手持套管针于探头正中点以15°～30°角刺入皮肤

图18.9　血管上方的针尖。针尖为高回声影,位于静脉正上方。追溯针头穿过皮肤各层并进入血管的过程

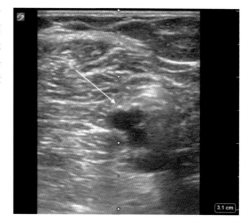

图18.10　平面外技术显示血管内针尖的位置。静脉正中间可见高回声的针尖

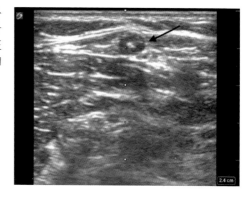

图18.11　长轴切面时探头和针的位置。以非优势手将探头中央置于拟穿刺血管的正上方。优势手持套管针以15°~30°角于探头中央刺入皮肤

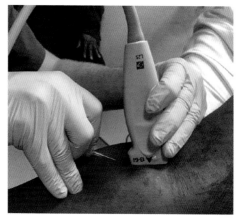

图18.12——指向静脉的针的长轴切面

- 一旦针尖进入血管，将针放平并进入至少2mm来确保针和导管均进入血管腔内。

图18.13——针尖进入血管的长轴切面

注意：导管尖端位于针尖斜面略上方，因此在初见回血时针进入血管内的深度可能还不足以前推导管。

- 固定针并缓慢推进导管，直至其完全进入血管腔。
- 视频18.2——平面内外周静脉置管技术

• 完成操作：

- 松开止血带。

图18.12 指向静脉的针的长轴切面。向血管方向进针，需保证全程显示针和血管

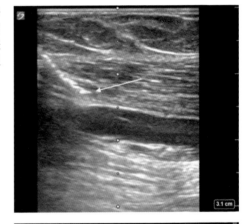

图18.13 平面内技术显示进入血管的针。平面内技术可显示刺入血管的针的全长

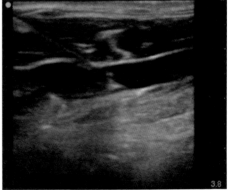

　　　－ 冲洗肝素帽接头，以生理盐水排气，连接导管并以贴膜固定确保其在位。

　　　－ 导管在位时再次冲洗导管。

　　　　静脉应该很容易被冲洗。

　　　　如果冲洗时发现存在阻力或疼痛，可能导管在血管腔外，应拔掉。

（8）要点

　　　－ 超声技术改善了体表标记不明显时静脉置管的效率并减少了穿刺尝试的次数[2]。

　　　－ 在确认针尖位置前可利用组织的移动来粗略判断针尖的位置[2]。

18.2　中心静脉置管

1. 操作适应证

（1）无法获取外周静脉通路。

（2）紧急静脉通路的建立。

（3）血流动力学复苏。

（4）经静脉起搏器的放置。

（5）应用腐蚀性药物或血管活性药物。

2. 操作禁忌证

（1）绝对禁忌证

● 血栓形成。

● 穿刺部位感染。

（2）相对禁忌证

● 抗凝治疗。

● 出血性恶液质。

● 患者无法配合。

3. 操作并发症

（1）误入动脉。

（2）出血或血肿。

（3）气胸。

（4）血栓形成。

（5）感染。

（6）神经损伤。

4. 探头选择

（1）线阵探头

5. 设备

（1）中心静脉导管穿刺套装

（2）无菌探头保护套

（3）无菌超声耦合剂

（4）消毒棉棒（氯己定）

（5）冲洗的无菌生理盐水

（6）无菌的个人保护装备

（7）无菌贴膜

6. 患者体位和体表解剖标记

（1）颈内静脉

- 患者应取平卧位，头略偏向穿刺部位的对侧。
- 如果患者血容量低，可使用Trendelenburg体位，或者嘱患者做Valsalva动作来辅助颈内静脉显影。
- 图18.14——颈内静脉
- 视频18.3——颈内静脉

（2）股静脉

- 将探头置于腹股沟并向远端移动，直至看到股动脉内侧壁薄的静脉。

    – 或者触及股动脉波动后，将探头置于搏动处来寻找
      股静脉。

- 对于低血容量患者，采用反Trendelenburg体位可有助
  于扩张血管。
  - 对于塌陷的静脉需十分谨慎，因为很容易穿透静脉
    后壁。
- 图18.15——股静脉

图18.14 超声下的颈内静脉。颈内静脉（IJ）是一根壁薄且受压可被压缩的大血管。颈动脉（CA）位于颈内静脉下方

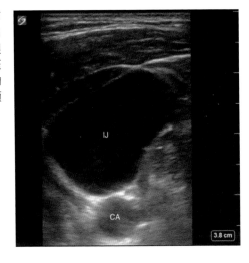

图18.15 超声下的股静脉。左侧的股静脉（CFV）受压可被压缩，而右侧的股动脉（FA）受压后可显示较厚的动脉壁肌层且伴波动

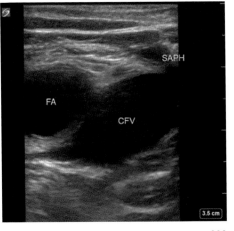

- 视频18.4——股静脉

7. 准备

（1）无菌个人保护装备。

（2）使用超声辨认血管。

（3）使用消毒敷料擦洗探头。

（4）用氯己定消毒拟穿刺部位。

（5）区分无菌区域。

（6）使用无菌探头保护套。

- 该过程需要他人辅助。

（7）用生理盐水冲洗中心静脉导管的各腔来去除气泡。

8. 技术

（1）该操作的超声辅助技术与外周静脉置管相似。

（2）以非优势手握住探头并置于血管表面。

- 注意不要对探头施加压力以防静脉位置加深并压缩血管。

- 调节深度将血管置于屏幕中央并调节增益。

（3）平面外技术

- 使用横断切面来显示静脉。

- 探头标记所指向的患者方向应该与超声屏幕一致。

- 在横断切面上辨认静脉。

  – 尝试穿刺前确认静脉是可被压缩的。

- 在探头远端约1cm左右以30°～45°的角度进针。

- 可于皮下组织中找到针尖，呈现为小的高回声白色亮点。

- 进针时需保持注射器持续回抽负压。

- 在进针时应同时滑动探头来保证全程针尖的显影。

- 一旦针尖进入血管，压平针尾，继续进针2mm以确保针尖进入血管腔。

- 保持注射器持续回抽负压时，一旦针尖进入血管腔，血液将很容易充满注射器。
- 此时应固定好注射器以防针尖移位至血管外。
- 视频18.5和18.6——平面外中心静脉置管

（4）平面内确认

- 旋转探头90°，标记指向针穿刺处。
- 使用平面内技术来以长轴显示血管，观察在血管内的针尖，并压迫血管来确认是置管于静脉而不是动脉。
  - 视频18.7——平面内中心静脉置管
  - 视频18.8——平面内导丝确认
- 固定针，缓慢推进导丝，并使其在血管腔内显影。
- 应该在扩皮和置中心静脉导管前完成以上步骤。
- 对于中心静脉置管操作的全部细节，必要时请参阅其他操作相关书籍或其他资源。

（5）完成操作

- 回抽并冲洗中心静脉导管的每根管道来确保血流充足。
- 以缝线固定导管，并以无菌敷料覆盖穿刺区域皮肤。

（6）确认中心静脉导管在位

- 传统方法
  - 通过即刻胸部X线片确认导管尖端的定位。
  - 胸部X线片也可用来排除颈内静脉或锁骨下静脉置管产生的气胸。
- 超声方法
  - 在剑突下放置相控阵探头来获取心脏的剑突下切面。更多信息详见第3章。
  - 向中心静脉导管注射生理盐水，观察进入右心房和右心室的气泡，这也被称为快速心房漩涡征（rapid atrial swirl sign，RASS）。

图18.16a——RASS前

图18.16b——RASS

视频18.9——RASS

- 如果导管位置正确，在冲洗颈内静脉导管2s内或股静脉3s内可观察到快速右心漩涡。
- 探查同侧肺的肺滑动征来确认未发生排除气胸。更多信息详见第4章。

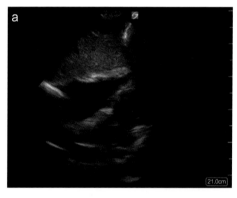

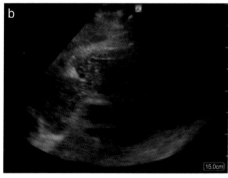

图18.16　右心房/右心室的气泡——RASS。图（a）为生理盐水冲洗前的图像，图（b）为向中心静脉注射生理盐水后短时间内的图像，可于右心房和右心室观察到气泡，这被称为快速心房漩涡征（RASS）

9. 要点

（1）患者之间存在解剖变异

- 颈内静脉和股静脉位于动脉前方，对于这种情况应谨慎操作避免穿透静脉后壁导致误入动脉。
- 颈内静脉和股静脉位于动脉后方，对于这种情况建议检查对侧以寻求更理想的穿刺部位。

（2）超声可提高中心静脉置管的成功率。

（3）使用超声技术来引导中心静脉置管已成为标准医疗操作。

18.3　穿刺术

- 操作适应证
  - 诊断
    评估液体情况如血液、腹水、粪便、胃内容物、尿液和恶性肿瘤。
  - 诊断感染，尤其是自发性细菌性腹膜炎（spontaneous bacterial peritonitis，SBP）。
  - 治疗
    腹水引起的继发性呼吸功能不全。
    腹水引起的继发性腹痛。
- 操作禁忌证
  - 绝对禁忌证
    外科急腹症
  - 相对禁忌证
    腹壁蜂窝织炎
    肠道扩张
    膀胱扩张
    妊娠

　　　腹腔内粘连

　　　弥散性血管内凝血

- 操作并发症
  - 血管损伤
  - 出血和（或）血肿
  - 穿刺部位感染
  - 肠穿孔
  - 将细菌带入腹腔引起细菌性腹膜炎
- 探头选择
  - 凸阵探头
- 设备
  - 穿刺套装
  - 无菌探头保护套
  - 无菌超声耦合剂
  - 消毒棉棒（氯己定）
  - 无菌个人保护装备
- 患者体位和体表解剖标记
  - 取左侧或右侧卧位来形成重力依赖性的液体积聚。
  - 若无法耐受，也可替代以平卧位。
- 准备
  - 保持谨慎。
  - 以消毒敷料擦洗探头，以无菌套包住探头。
  - 以非优势手持探头。
  - 调节深度确保声窗远端可见肠道。

　　　图18.17——腹水伴声窗远端的肠道

　　　视频18.10——腹水伴声窗远端的肠道

- 技术
  - 预扫描腹部来探查液性暗区。
  - 辨认肠道、系膜和膀胱的定位。
  - 观察下方两象限的粘连情况、扩张的肠道环和重叠的动脉结构。

- 测量皮肤厚度来决定进针深度。

图18.18——皮肤测量

- 辨认液体量最大的区域。

- 注意积液深度及肠道距离穿刺点的深度。

- 选择长度足以穿透皮肤厚度并进入腹腔的穿刺针。

- 一旦确认最大液深的部位，在皮肤上标记穿刺的定位点。

- 注意无菌操作，使用氯己定消毒皮肤，并于穿刺点周围铺上无菌单。

- 使用小号穿刺针，以含或不含肾上腺素的利多卡因进行局部浸润麻醉。

图18.17 腹水伴声窗远端的肠道。腹水为无回声结构，远端可见肠道

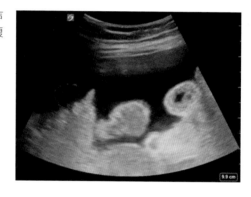

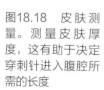
图18.18 皮肤测量。测量皮肤厚度，这有助于决定穿刺针进入腹腔所需的长度

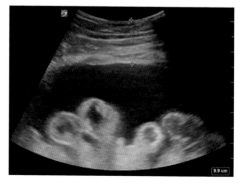

图18.19 腹腔穿刺的针和腹水。直视下进针并穿入腹腔，高回声亮点即为穿刺针

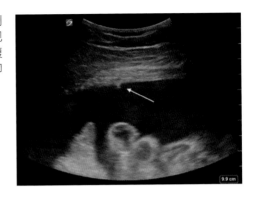

- 在超声引导直视下进针并进入腹腔。

  针显示为高回声。

  图18.19——腹腔穿刺的针和腹水

  视频18.11——腹腔穿刺的针和腹水

- 一旦针进入腹水，回抽注射器吸出液体。

- 超声引导直视下将套在针头上的导管推入腹腔。

- 如果为实施治疗性穿刺，以无菌真空容器连接导管。

• 完成操作

  - 使用纱布按压穿刺点，因为腹水与血液可能会从穿刺点渗出。

  - 将所有的收集试管标注上患者识别信息。

  - 将医疗垃圾弃置于合适的地方。

• 要点

  - 血小板减少和国际标准化比值（INR）升高不是穿刺术的禁忌证[3]。

  - 超声引导穿刺技术降低了并发症发生率并改善了首次穿刺成功率[4]。

  - 患者取左侧或右侧卧位时可形成重力依赖性液体聚集区，此时穿刺成功率最高。

- 与盲法穿刺相比，超声提高了穿刺的效率。
- 所有急诊医生和ICU医生都应该熟练掌握超声引导的穿刺术。

18.4　区域麻醉

（1）也被称为神经阻滞。

（2）操作适应证

- 疼痛控制
  - 股神经：股骨颈骨折、股骨骨折、髌骨损伤、大腿脓肿切开引流[4]。
  - 桡神经、正中神经和尺神经：手部损伤[5]。
  - 腘窝处坐骨神经：胫骨远端和腓骨骨折、足部骨折和下肢远端其他损伤[6]。
  - 胫后神经：足底损伤[7]。
- 诊疗操作时镇静的替代疗法。

（3）操作禁忌证

- 拟阻滞神经处皮肤蜂窝织炎
- 对麻醉药物过敏
- 可能发生筋膜室综合征的患肢
- 由于患者神志状态无法评估神经分布区，如中毒、神志改变或配合度差
- 导致无法评估阻滞前后效果的神经缺陷

（4）操作并发症

- 感染
- 出血和（或）血肿
- 神经内注射
  - 注射神经的感觉异常

（5）探头选择

- 线阵探头

（6）装备

- 3英寸的22G脊髓穿刺针
- 10ml注射器
- 延长管
- 1%利多卡因
- 超声耦合剂
  - 建议使用无菌外科润滑剂
- 消毒棉棒
  - 推荐使用氯己定
- 眼睛保护装置
- 手套

（7）患者体位和解剖定位

- 前臂
  - 平卧位，手臂前伸并后旋
  - 桡神经：
    位于前臂中部。
    先在腕部辨认桡动脉，然后追溯至前臂中部，此处桡神经位于动脉外侧[5]。
    在肘部位于上臂外侧，辨认肱骨并向上探查。桡神经位于肌肉间的筋膜内。
    图18.20——桡神经
  - 尺神经：
    位于前壁近端。
    尺动脉内侧，表现为细小的高回声三角[4]。
    图18.21——尺神经
  - 正中神经：
    位于前壁中部中间。
    辨认屈肌腱，向近段移动探头直至肌腱消失而正中神经仍可见[5]。
    图18.22——正中神经

图18.20 桡神经。
桡神经在肘部位于上臂外侧

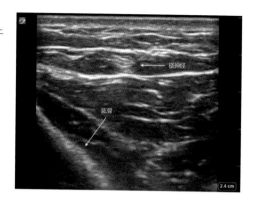

图18.21 尺神经。
尺神经位于尺动脉旁，通常位于尺动脉内侧

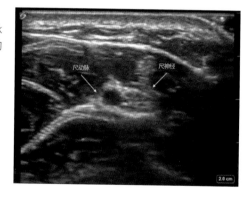

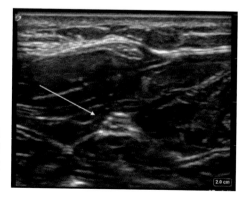

图18.22 正中神经。 前臂掌侧中部的独立结构，注意周边无伴行的血管

- 下肢
  - 股神经
    - 患者体位：下肢前伸，略弯曲及外旋。
    - 神经位于腹股沟下方股动脉外侧[4]。
    - 将探头置于腹股沟下方，辨认股静脉和股动脉，然后向外移动探头，识别股神经并使用平面内技术实施神经阻滞。
    - 图18.23——股神经
  - 腘窝处的坐骨神经
    - 两个体位选项：
      俯卧于平车，腿伸直。
      平卧位，屈腿，膝部略弯曲，足部平放于平车。
    - 在腘窝近端分支为胫神经和腓总神经。
    - 腘窝处胫神经位于腘血管浅面和外侧[4]，向近端移动探头追溯该神经直至其与腓总神经汇合形成坐骨神经。
    - 图18.24——腘窝处坐骨神经
  - 胫后神经
    - 患者体位：平卧位，髋外旋，膝微屈，暴露足内侧。
    - 胫后神经走行于踝内侧后部，通常位于胫后动脉正后方[8]。

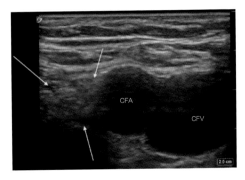

图18.23 股神经。此处神经血管束由股神经（箭头包绕处）、股动脉（CFA）和股静脉（CFV）组成，解剖上这些结构分别自外向内排列

◆ 将线阵探头置于踝内侧后方，与足底平行。

◆ 先定位胫后动脉，然后再探查其后方的胫后神经[7]。

◆ 图18.25——胫后神经

（8）准备

● 任何时候都要保持谨慎。

● 应用超声探查神经。

● 以利多卡因冲洗管道去除气泡。

● 用消毒敷料擦洗探头。

● 用非优势手持探头。

● 调节深度使神经位于屏幕正中间。

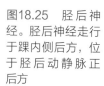

图18.24　腘窝处坐骨神经。腘窝近端较大的蜂窝样结构

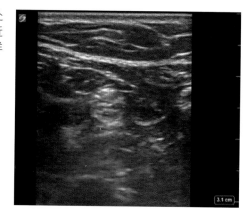

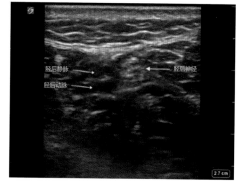

图18.25　胫后神经。胫后神经走行于踝内侧后方，位于胫后动静脉正后方

（9）技术

- 两项技术（平面内或平面外）
  - 对于大部分神经阻滞在阻滞过程中应采用平面内技术来显示针的全长。
- 平面内
  - 在于探头平行的平面中可观察到针接近神经的过程，但是神经是以短轴平面显示的。
    神经横切面通常为高回声伴有少量内部低回声，类似于蜂窝样[9]。
    图18.26——正常神经
    图18.27——神经阻滞的平面内技术
  - 将探头置于神经上，标记指向针穿刺的部位。
  - 与探头外缘远端进针，以与探头平行的方向进针。
  - 如果针位于探头中央正下方，超声下可观察到针的全长，以及针尖穿向神经的整个过程。
    视频18.12——神经附近的针尖
  - 一旦接近神经，可注射少量局麻药。
    视频18.13——向神经周围注射局麻药
  - 可见低回声液体扩充神经周围的组织。

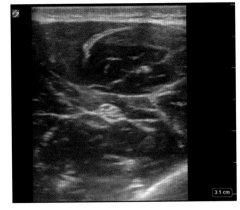

图18.26 超声下的正常神经表现。神经横切面为高回声伴少量内部低回声，类似于蜂窝样

图18.28——神经周围的针尖和局麻药

如果神经增大，提示针尖已刺入神经，需退针。

- 向神经上方和下方注射利多卡因，并尽量形成包绕神经的局麻药物池。
- 平面外技术
  - 神经横切面表现为高回声伴内部少量低回声结构，类似于蜂窝样[9]。

    更多相关信息详见肌肉骨骼章节。

    周围血管呈现为无回声。
  - 该技术仅用于表浅神经但无法使用平面内技术。

图18.27　神经阻滞的平面内技术。可观察到针穿透组织向神经靠近的全过程

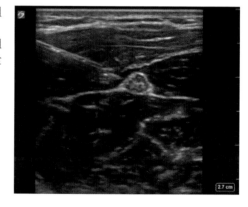

图18.28　针尖及向神经周围注射的局麻药。可见局麻药从针尖流出，神经被液性暗区包围

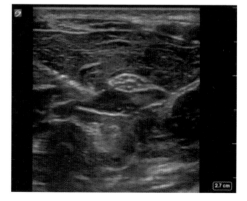

- 探头标记指向患者的方向应该与超声屏幕一致。
- 辨认神经。
- 在探头远端以30°～45°角进针。
- 在皮下组织中针尖表现为小的亮点。
- 针尖靠近神经时，应向前滑动探头以保持针尖始终显影。
- 一旦靠近神经即刻开始注射局麻药，并观察神经周围的液性暗区。

- 操作完成
  - 操作完后重新评估患者的神经状态。
  - 向患者进行宣教以下内容：
    预估的神经阻滞效果持续时间。
    阻滞效果消退时预期的感觉状态。
    时刻注意预防患肢损伤。

（10）要点

- 神经阻滞为疼痛控制的重要辅助措施。
- 需懂得识别和处置全身性局麻药中毒。
  - 避免使用布比卡因并只用复合或不复合肾上腺素的利多卡因进行阻滞有利于降低这一风险。
- 时刻显示针尖。
- 操作期间应保持患者清醒，这样操作过程中患者遇到疼痛或感觉异常时可及时告知。
  - 这样可避免神经内注射。
- 如果无法识别神经，可按如下流程操作：
  - 如果是肌腱，其最终将转变为肌肉，并能随着肌肉的收缩而移动。
    肌腱具有各向异性表现，但是神经没有。
    更多信息详见肌肉骨骼章节。
  - 以彩色多普勒扫描来区分血管结构，如果有彩色信号提示目标结构为血管。

- 超声引导神经阻滞技术是疼痛控制的良好辅助方法，对于需要接受清醒镇静治疗的高危患者而言也是一种较好的替代技术。

18.5 腰椎穿刺术

（1）操作适应证
- 脑脊液检查以排查脑膜炎和蛛网膜下腔出血。
- 对肥胖和婴儿患者采用传统技术穿刺多次失败时用来增加成功率。

（2）操作禁忌证
- 穿刺部位的皮肤蜂窝织炎
- 颅内高压

（3）操作并发症
- 感染
- 出血和（或）血肿
- 腰椎穿刺后头痛
- 神经或周围组织损伤

（4）探头选择
- 对于瘦弱和儿童患者选择线阵探头
- 对于肥胖患者选择凸阵探头

（5）装备
- 无菌个人防护装备
- 腰椎穿刺套装
- 22G腰椎穿刺针
  - 对于更肥胖的患者需要更长的针
- 10ml注射器
- 1%利多卡因
- 超声耦合剂
  - 建议使用无菌外科润滑液

- 消毒棉棒
  - 建议使用氯己定
- 覆盖穿刺部位的无菌敷料
- 保护眼睛的面罩
- Bouffant帽（一次性无纺布帽）

（6）患者体位和解剖标记

- 侧卧位或坐位。
- 无论何种体位，应像胎儿一样保持弯腰弓背的姿势。

（7）准备

- 时刻保持谨慎。
- 以消毒敷料擦洗探头。

（8）技术

- 静态技术
  - 目标在于辨认椎间隙。
- 将探头置于按传统体表标记方法预先识别好的腰椎上，探头标记指向患者右侧。
  - 将探头置于棘突上。
    骨性棘突可表现为高回声月牙形结构伴后方声影[4]。
    图18.29——棘突的横断切面
    视频18.14——棘突的横断切面

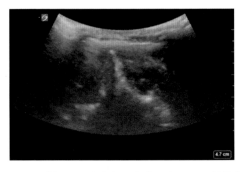

图18.29　棘突的横切面。棘突表现为高回声月牙形结构伴后方声影

- 标记探头上下方的皮肤来确认中线[10]。

  图18.30——腰椎穿刺中线的标记

- 将探头旋转至矢状面，标记指向头侧。

  - 将椎间隙调整至屏幕中线。

  图18.31——棘突的矢状切面

  视频18.15——棘突的矢状切面

图18.30 横断切面中腰椎穿刺的中线标记。在探头上下方分别作皮肤标记来辅助脊柱中线的定位

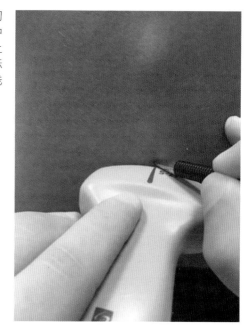

图18.31 棘突的矢状切面。椎间隙位于屏幕中间

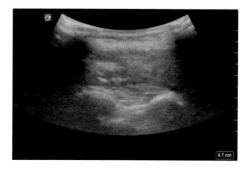

 – 在探头中点标记皮肤，这将用作进针点的标记[4,10]。

图18.32——矢状切面标记

图18.33——皮肤上进针点的标记

 – 使用超声来判断最适进针角度及导航棘突间的穿行。

- 测量蛛网膜下隙的深度以辅助选择合适的穿刺针长度。

- 确认穿刺点并做好标记后，放下探头，按照腰椎穿刺包中的说明对穿刺部位进行消毒。

- 一旦确认并标记好待穿刺部位后应保持患者静止不动，任何移动都可能会改变潜在的解剖位置和轨迹。

- 余下操作按照传统腰椎穿刺的方法进行。

（9）完成操作

- 拔除腰椎穿刺针并贴上无菌敷料。

- 穿刺点保持一定压力。

- 在穿刺点绑上绷带。

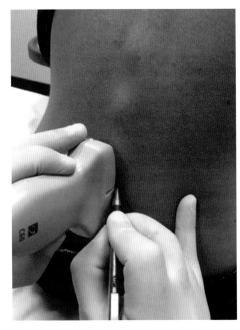

图18.32 矢状切面标记。在探头中点标记皮肤

图18.33 腰椎穿刺进针点。一旦在矢状切面和横断切面均作好标记，利用这些标记确定进针点。注意：此处只是为了展示如何使用这些标记，实际情况下应铺上无菌单并谨慎操作

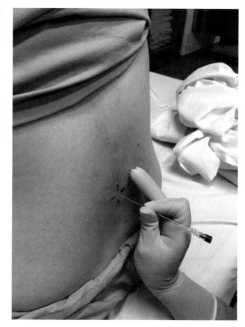

（10）要点

- 不一定需要无菌探头保护套，因为是在超声定位后再开始消毒。

- 标记好穿刺部位后保持患者静止不动，来避免预识别标记的扭曲移位。

- 使用超声技术可降低腰椎穿刺失败的概率，节省时间，并降低腰椎穿刺后的并发症发生率。

（羊黎晔 译 赵珍珍 校）

参考文献

1. McNamee J, Jeong J, Patel N. 10 Tips for Ultrasound-Guided Peripheral Venous Access. ACEP Now website. http://www.acep-now.com/article/10-tips-ultrasound-guided-peripheral-venous-access/4/. December 17 2014. Accessed 27 Apr 2017.

2. Rose JS, Bair AE, Parikh AK. Chapter 21: Vascular access. In: Ma OJ, Mateer JR, Reardon RF, Joing SA, editors. Emergency ultrasound. 3rd ed. Beijing: McGraw-Hill Education; 2014. p. 631–44.

3. Runyon BA, Chopra S, Robson KM. Diagnostic and therapeutic abdominal paracentesis. UpToDate website. https://www.upto-date.com/contents/diagnostic-and-therapeutic-abdominal-para-centesis. Updated September 23, 2015. Accessed 27 Apr 2017.

4. Mallin M, Dawson M. Introduction to bedside ultrasound: vol-ume 2. Lexington, KY: Emergency Ultrasound Solutions; 2013. iBook. https://itun.es/us/ueELM.l.

5. Sohoni A, Herring A, Stone M, Nagdev A. Focus on: ultrasound-guided forearm nerve blocks. ACEP News website. October 2011. https://www.acep.org/Content.aspx?id=82259. Accessed 27 Apr 2017.

6. Johnson B, Lovallo E, Mantuani D, Nagdev A. How to perform ultrasound-guided distal sciatic nerve block in the popliteal fossa. ACEP Now website. June 15, 2015. http://www.acepnow.com/article/how-to-perform-ultrasound-guided-distal-sciatic-nerve-block-in-the-popliteal-fossa/. Accessed 27 Apr 2017.

7. Bunting LV. Posterior tibial nerve block—ultrasound-guided ankle blocks. Sonoguide website. 2008. http://www.sonoguide.com/posterior_tibial_nerve_block.html. Accessed 27 Apr 2017.

8. Herring AA, Miss J, Nagdev A. Ultrasound-guided posterior tibial nerve block. ACEP Now website. December 1, 2012. http://www.acepnow.com/article/ultrasound-guided-posterior-tibial-nerve-block/2/. Accessed 27 Apr 2017.

9. Lawande AD, Warrier SS, Joshi MS. Role of ultrasound in evaluation of peripheral nerves. Indian J Radiol Imaging. 2014; 24(3):254-258. https://www.ncbi.nlm.nih.gov/pmc/articles/PMC4126140/. Accessed 27 Apr 2017.

10. Dewitz A, Jones RA, Resnick JG, Stone MB. Chapter 22: Additional ultrasound-guided procedures. In: Ma OJ, Mateer JR, Reardon RF, Joing SA, editors. Emergency ultrasound. 3rd ed. Beijing: McGraw-Hill Education; 2014. p. 645–708.